U0145337

圖解

五南圖書出版公司 印行

自費醫療整合行銷學

藍新堯 / 著

閱讀文字　理解內容

觀看圖表

圖解讓
自費醫療
整合行銷學
更簡單

序

序

醫療行銷，絕對不是爲了行銷而行銷，受限於醫療法規限制，更不該過度商業化行銷。

醫療行銷，應以「醫療法規爲前題、患者（需求）爲中心、利益關係人爲導向」來行銷。

醫療行銷已走向以「自費醫療」爲訴求的行銷，而自費醫療行銷更是以自費醫療「整合行銷」爲上策。

這十多年來，不論是臺灣、香港、大陸的醫療供需，紛紛從「社保、醫保」轉向以「自費醫療、國際醫療、國際醫療觀光」爲主體的供需類型。醫療行銷也已不再是爲了行銷而行銷，更不該過度商業化的醫療行銷，而需以「患者（需求）爲中心，利益關係人爲導向」的行銷著手，最好的醫療行銷在於以「自費醫療、國際醫療、國際醫療觀光」爲訴求的行銷。

自費醫療整合行銷不是「點、線、面」的思維，而是「立體三度空間『患者、院所、競爭院所』」的思維，藉由不同行銷工具（11Ps）的整合，進行全時（24/7）「線上＋線下」的「虛實整合」行銷。唯有有效的自費醫療整合行銷，才可創造「患者、員工（利益關係人）、院所」三贏的價值。

本書共有16章139個主題，以系統性、結構化圖解思維建構「自費醫療整合行銷」內涵。本書是適合大學的「醫學院、護理學院、公衛學院、健康學院、管理學院」等相關系所同學研讀的「類教科書」，此書更會是從事醫療行銷「在職人士」的一本必讀「工具書」。

從本書可學習並建立完整的「自費醫療整合行銷」架構，到「自費醫療整合行銷觀念→策略→規劃→執行→應用」等自費醫療整合行銷知識及職能，並可提升學習、就業、升職競爭力。

此書的完成，衷心感謝五南圖書王俐文副總編輯的邀稿，責任編輯金明芬、許子萱的細心編輯，以及來自臺灣、香港、大陸一千多家自費醫療院所（客戶）的實戰案例分享，數千位（醫學會、學校、醫療院所）學員的熱情參與實操探討，才促成本書《圖解自費醫療整合行銷學》完整呈現。

藍新堯

目錄 CONTENT

目錄 CONTENT

第 8 章 | 如何創造患者價值、滿意、忠誠

第 9 章 | 自費醫療整合行銷問題分析與管理

目錄 CONTENT

第 12 章│自費醫療整合行銷──公關

目錄 CONTENT

第 15 章 | 自費醫療整合行銷團隊經營

第 16 章 | 自費醫療國際化發展

醫療產業特性

1

Unit 1-1 醫療產業的特性

醫療產業形態，受到「醫患（人）關係、當地政府政策、經濟環境、醫療供需」等因素不同，發展出不同的醫療產業形態。

醫療產業不同其他產業

醫療產業與一般產業特質有極大的不同，不僅醫護人員需具備高度專業性，提供有形與無形的醫療及服務，處理攸關生命健康問題，更特別的是，愈來愈多的就醫過程，係由第三者（The Third Party）付費促成。

醫療產業特性

醫療產業的最大特色在於它同時具備「不確定性、非營利性、外部性、資訊不對稱性、政府嚴格管制、保險介入」等六大屬性。

1. 不確定性

「醫療服務」的不確定性有兩個面向：一是從「需求面」來看，即疾病發生的「不確定性」，民眾無法掌握健康變化；二是從「供給面」來看，係治療效果的不確定性，意指醫療提供者無法確知治療的預期效果。

2. 非營利性

由於醫療院所所提供的醫療無法試用，一般醫療需求者對醫療提供者的期待與其他企業明顯不同。另外，醫療行為是在供需雙方互信的基礎下進行，因此，醫護人員的專業倫理要求，相對比起其他行業更為嚴格。基於上述特殊性，有些國家以法律明文規定，禁止營利機構提供醫療。

3. 外部性

意指一個人的行為對於旁觀者造成的無報酬影響。可分為「正面外部性」與「負面外部性」。前者指一方的消費行為會增加其他人的滿足程度或福利水準；後者則是會減少其他人的滿足程度或福利水準。醫療產業屬「正面外部性」，主要源自對他人健康的關心，是一種「社會關懷」。

4. 資訊不對稱性

在醫療市場，疾病的發生與復原都具有不確定性，民眾購買的不是實質的商品，而是汲取醫療專家所提供的資訊，並接受相關之醫療照護。然而，供需雙方在掌握醫學專業知識不相當的情況下，患者所知有限是與其他產業的最大差別所在。

5. 政府嚴格管制

醫療產業普遍存在「資訊不對稱」與「進入障礙」等問題，且具有「公共財」與「特殊財」等屬性，再加上醫療品質直接關係到民眾健康，甚至間接影響到國家生產力，使得許多醫療機構面臨「市場失靈」的現象。

6. 保險介入

在某些國家，由於保險的介入，病人並不直接付費給醫療提供者，而是由提供保險的第三者支付，在中國大陸此種支付狀況更是。此種給付制度削弱了價格的影響力，也改變供需雙方的行為模式。

醫療產業生態

醫療特性

Unit 1-2 臺灣醫療產業特性

臺灣醫療功能四大分類

臺灣自全民健保後，依其醫療功能可區分爲四大類型：「醫學中心（教學醫院）、區域醫院、地區醫院、基層醫療（診所）」的經營方式。

二極化發展

隨著經濟起飛，M型化所得分配等社經環境改變，也促使就醫習慣隨之改變，就醫習性走向「醫學中心、基層醫療診所」二極化，又受「總額給付、點值」之影響，就醫習性也隨之走向「自費醫療」之趨。

臺灣醫療走向國際

臺灣正面臨人口老化、少子化、疾病形態改變、整合性照護需求增加等問題。爲提供民衆優質的健康照護服務，使每個人均能享有無差距的醫療資源，當時推動4年期的「新世代健康領航計畫」，爲達到「服務品質加值、服務人力加值、健康產出加值及健康產業加值」等4項核心目標，此計畫全力推動實質內容，包含：「醫療與公共衛生服務體系再造，公立醫療資源整合與功能再造，建立優質之緊急醫療救護體系，強化持續性健康照護體系，加強山地離島、原住民醫療保健服務，強化精神衛生體系，推展病人安全及以病人爲中心之醫療作業，全面提升醫療機構與醫事機構照護品質，醫事人力規劃與推展全人照護訓練制度，發展國際醫療衛生交流，推動醫療服務國際化」等子計畫，期望透過該計畫達到無差距的醫療目標。

臺灣發展有特色的五大醫療觀光

「臺灣醫療服務國際化行動計畫」是藉由推動「重症醫療」及「觀光醫療」，將臺灣醫療優勢及價值推廣至海外，創造臺灣獨特的醫療品牌形象。

臺灣醫療觀光已然成形，發展醫療觀光包含二大本質：一是醫療、二是觀光，依據患者（客戶）對於此二種主體的需求（投入）不同，可將建構臺灣醫療觀光的「創新經營模式」，分爲五大類型：國際醫療、商務醫療觀光、自助式醫療觀光、配套醫療觀光及保健旅遊觀光。

臺灣醫療觀光成功關鍵因素

臺灣自從推動醫療觀光以來，對於醫療院所如何發展有特色的醫療觀光經營模式、推動醫療觀光成功的十大關鍵因素有：

1. 以主題式套裝規劃。
2. 明確的商品訴求。
3. 醫療定位及定價。
4. 誰會是潛在患者。
5. 視訊諮詢，做好行前服務。
6. 建構策略聯盟網絡。
7. 韓國、泰國、新加坡是最佳學習標竿。
8. 誰來主導。
9. 細節、專業與品質才是核心。

臺灣醫療院所分類

就醫習慣 VS. 醫療院所經營

Unit 1-3 中國大陸醫療產業特性

中國大陸經濟快速成長，隨之對高端醫療需求也持續增加，中國大陸為此不斷進行多次的醫療體制改革，就是展望在未來醫療發展能和經濟發展一樣快速起飛。

醫療市場開放

2010年發布《關於進一步鼓勵和引導社會資本舉辦醫療機構的意見》、十三五規劃、與臺簽訂「兩岸經濟合作架構協議」（ECFA）等，這些政策條例中皆對於醫療產業提出相關辦法。藉此讓有興趣進入中國大陸醫療產業的外資機構，有了明確的規範及進入市場之機制。

醫療供給需求快速成長

中華人民共和國國家衛生和計劃生育委員會〈2014年全國醫療服務情況〉顯示，中國大陸醫療機構數包含：醫院、社區衛生服務中心、村衛生室等，已達981,432家，而其中醫院只有25,860家，僅占整體醫療機構2.63%，而這2.63%卻承擔大多主要的服務職責，醫院供給狀況明顯不足。

自2011年3月由中國大陸國務院所發布的《中華人民共和國國民經濟和社會發展第十二個五年規劃綱要》（簡稱十二五規劃）內對於醫療的政策，延續了新醫改的政策精神，並繼續落實基本醫療衛生制度的建立和加速醫療衛生產業的發展，其重點分為：加強公共衛生服務體系建設、加強城鄉醫療服務體系建設、健全醫療保障體系、完善藥品供應保障體系、積極穩妥推進公立醫院改革，以及中醫藥發展等六項重點進行強化。

借鏡臺灣醫療發展

中國大陸在「醫療政策」及「醫療的供給面」，也借鏡臺灣醫療發展經驗；大陸經濟起飛，所得分配也呈現「M型化」的發展，消費模式亦走向二極化的消費類型，一級城市的消費力愈來愈強，高端人民隨著「高所得、高消費力」，對於醫療供給，也不再走到一般醫療院所（社保醫療），反而會至三甲醫院或外資醫院尋求「專家門診（自費醫療）」的醫療。

因此，中國大陸也開放「外資醫院、診所及臺資醫院」的設立，目前已開放臺灣醫療院所在中國大陸設立私立醫院。例如：在ECFA早收清單就有針對臺資醫院進行說明，包括了可以在大陸大都市地區，如上海、江蘇、福建、廣東、海南等五地設立獨資醫院，以及其他地區可以合資、合作方式進行投資，以及多項相關資源，進行零關稅或低關稅進出口，對於醫療產業來說都是一項很有效的利基。

▌中國大陸醫療院所分類

三級（500床以上）
醫療、教學、科研
（特、甲、乙、丙四等）

二級（100－499床）
地區性醫院
（甲、乙、丙三等）

一級（20－99床）
基層醫院、衛生保健機構

門診部、診所

▌中國大陸三種主要支付類型比較

總額預付制度將在中國大陸範圍內實行

付費種類	成本控制	可實施性	效率	對療效影響
	★★★	★★★	★	★
總額預付制	中央計畫體制能達到有效保障體現中國醫療社會保障的性質	很容易達到總成本控制效果	無法區分不同人群對醫療服務的要求，無法區分急性疾病，也不能對醫生進行有效激勵	一個價格信號，難以保證對症下藥
	★	★	★★★	★★
按人頭付費	難以控制成本，不同個體之間差異巨大	難以在個人層面上實施、分類、轉移、監控	容易就不同收入水平的人群進行劃分	容易就不同收入水平的人群進行醫療匹配
	★★	★★	★★	★★★
按病種付費	能在合理範圍內區別個體差異	對具體的病種定義可能帶來一定複雜性	介於總額支付制和按人頭付費之間	對於患者，能夠有效地對症下藥

註：我們用星級衡量各項指標有效性，3星代表最有效

資料來源：中國大陸高華證券研究

Unit 1-4 香港醫療產業特性

香港的醫療，在亞洲區具有相當的醫療技術優勢，且具有綜合性的優勢。香港醫療院所的醫療設備先進，管理規範、醫護人員的專業質素和服務質素高，在不少醫療專科領域，香港的醫療技術，可說是世界一流。

香港醫療產業發展

香港醫療體系，分為公立和私立兩部分，在公立醫療院所就醫可得到政府醫療補助（醫保），在私立醫院或是私人診所就醫則無。有兩所醫學院，分別是香港大學李嘉誠醫學院及香港中文大學醫學院，讓公立醫院作為教學醫院和研究地點。

香港醫療走向自費醫療

香港醫療亦是走向「自費醫療」模式，所以在香港人的心目中，香港私立醫院的服務比公立醫院還要好。自1999年起，香港12家私立醫院自願接受英國全國性醫療服務地區評核機構（Trent Accreditation Scheme）兩年一次的稽核評鑑，其醫療標準及服務素質全部達標，部分醫院更超過了英國的水平。香港醫療產業除了有完善的公共醫療服務，同時更以私人投資或上市集資等方式，擴建私立醫療院所，一方面為香港有高端醫療需求的市民服務，一方面吸引中國大陸、世界各地的人們前來進行高端自費醫療。

由於香港的醫療水平及醫生的專業道德相較很多地區為高，院所管理也較好，不少中國大陸高端患者（客戶），願意付出高價得到較好醫療及服務，因而選擇來港就醫，使香港走向高端自費醫療發展。婦產科就是最好的例子，有部分私營醫院的四成收入來源是來自婦產科。

以中國大陸高端收入者為主要市場

香港醫療服務正處於與中國大陸整體發展規劃和需求相銜接。而中國大陸對高端自費醫療的市場需求增加，也為香港醫療供給之一。

對中國大陸民眾而言，多年來反映了在香港是「看病難、看病貴」，「難」是第一、「貴」在其次。香港醫療收費雖高，但醫療技術好，服務人性化，患者也能感受到物有所值。

長期的經營發展將走向「自費醫療」模式，醫療服務對象最主要還是以中國大陸市場為主，且以定位在中國大陸中、高端收入的族群。另外，由於來往香港愈來愈便利，將實現「同城化、二十四小時生活圈」，由中國大陸當日來回就診將是很平常的事。

香港醫療體制

公營 ······ 私營

醫院服務
➤ 私家醫院

基層醫療
➤ 私家醫生
➤ 私家中醫

香港特別行政區
食物及衛生局

衛生署

醫院管理局

負責公共衛生

➤ 胸肺科診所
➤ 兒童體能智力測驗中心
➤ 醫學遺傳服務中心
➤ 牙科街症服務診所
➤ 皮膚科診所
➤ 長者健康中心
➤ 綜合治療中心
➤ 母嬰健康院
➤ 美沙酮診所
➤ 學童牙科診所
➤ 社會衛生科診所
➤ 學生健康服務中心
➤ 旅遊健康中心
➤ 婦女健康中心

管理公營醫院

➤ 公營醫院
➤ 普通科診所
➤ 專科診所

香港醫療院所分類

香港醫療分類	醫療服務特色
公立醫院	公立醫院是指由香港政府出資成立及營運，但不屬政府部門的半官方機構。香港的公立醫院提供價廉物美又完善的醫療服務，能為有需要的人士提供援助，如普通科診療服務、專科診療服務及注射與敷藥服務等
私立醫院	私家醫院即是一些私營化醫院，提供個人化的醫療服務，醫生可關心病人多點，環境亦舒適親切一點。但另一方面，私營化醫院的收費比公立醫院來得昂貴，根據病人之病情和需要收費
私家診所	除大型的公立、私立醫院外，香港還設有許多小型的私家診所，提供簡單的內科診療服務和免疫注射服務。收費比公立醫院昂貴，比私立醫院便宜

Unit 1-5 從需求角度看醫療

民眾就醫的醫療需求可分為二種，一是顯性需求：指的是已生病必須求醫就診（必要性醫療）。第二種是隱性需求：指的是希望更健康更美麗的狀況下求醫就診（非必要性醫療）。

醫療服務需求的特點

1. 患者對於醫療資訊缺乏

在醫療市場中，由於醫療專業的特殊性、醫學技術的複雜性、患者對醫學知識和資訊的缺乏，使得患者很難對於醫療行為可事先做出正確判斷。首先，患者在患病後，並不能肯定需要什麼樣的醫療，接受何種檢查、服用哪類藥品等，一般都是在醫生的安排下進行；其次，患者對醫療的價格也缺乏瞭解，往往都是在不知道價格的情況下接受醫療服務；其三，患者也不能明確肯定所接受的醫療品質和效果為何。

因此，在醫療的供需之間，存在著明顯的資訊不對稱，患者沒有足夠的資訊來做出有利於自己的選擇，供需雙方處於信息不對稱的狀態。

2. 醫療需求的被動性

在醫療需求產生的過程中，由於存在著對醫療資訊的缺乏，患者對於醫療的自主選擇性不大，對於欲獲得醫療的期望與醫護人員的判斷之間存在一定的差異，但最終患者的醫療需求還是受到醫護人員的影響。因此，對患者來說在醫療行為是處於被動的，而是由醫生擁有主權地位。

3. 醫療利用效益具外在性

醫療市場不同於其他市場，醫療利用也不同於其他商品的消費。比如像傳染性疾病，當易感人群接種疫苗或是傳染病患者治癒後，就相當於切斷了傳染源，對與之接觸的人群也起到保護作用，使醫療利用效益具有外在性。

4. 醫療需求的不確定性

基於個別差異，同一疾病類型的同質患者，或者同一患者在不同時期患同樣的疾病，其臨床癥狀、體徵、生理生化指標等方面都可能不盡相同，所應獲得的醫療治療也可能不一樣，因此，醫療需求存在著不確定性。

5. 醫療需求費用支付的多源性

由於醫療需求的不確定性，很多患者及家庭往往很難在短時期內支付高額的醫療費用來因應難以預測或突發的重大疾病。在醫療支付系統中，通常會有「政府社會保險（醫療保險，如臺灣的健保，大陸的醫保）、商業醫療保險、自行付費」等方式。

因此，從患者的角度看待醫療需求，不論是顯性需求，或是隱性需求都存在著上述五大特性。

醫療服務需求層次

Unit 1-6 從供給角度看醫療

醫療供給類型

醫療供給隨著「政府政策、社會（醫療）保險、社經發展、醫療需求」等因素而改變，醫療供給也隨之由原來的社會醫療供給外，還有高端自費醫療的供給。

醫療供給量受限

「醫療供給」意指醫療提供者，在某種價格和資源條件下，面對醫療需求者（患者）所能提供的醫療量。實際的醫療供給狀況，所能提供的量並不會等於實際提供的數量。因為無論是醫療的供給能力、還是供給機構，都受諸多因素的制約和影響。

醫療供給的目的

醫療供給者提供醫療的目的有：對於營利性的醫療提供者，提供醫療的目的是追求利潤的最大化；而非營利性的醫療提供者，提供醫療的目的除了要達到一定的經濟收益外，更重要的是為了提供社會福利，以獲得社會效益。

如何實現醫療供給目的？

如果醫療供給者提供醫療的目的是為了達到利潤最大化，可經由兩種手段來實現：一是在一定成本下實現服務量的最大化，二是在一定服務量的前提下實現成本最小化。

醫療供給特性

醫護人員對醫療供給具有「無法替代性」，醫療供給更具有以下特性：

1. **及時性**：因為醫療需求是瞬息萬變的，所以在就醫過程中，時間就是生命，貽誤了時間就可能造成不堪設想的後果。

2. **準確性**：醫療供給是以確保患者的健康和生命為目的的，必須要求供給者準確無誤，容不得有絲毫差錯。準確性的核心，在醫療供給的品質，醫療品質的價值主要反映在診斷的準確率、治療的成功率、患者的費用負擔水平和診療時間的長短等。

3. **專業性**：醫療供給是依靠醫護人員運用專業技術和醫學知識，直接作用在患者來實現，醫療供給是一種專業性技術服務，醫療供給者必須受過醫學專業教育、並獲得了醫護相關資格證照，才能從事醫療供給。

4. **壟斷性**：醫療供給的壟斷性主要有三方面：(1)從業資格的法制壟斷性；(2)醫護人員具有處方權、診治權，護理等具有控制和誘導作用；(3)地域性，若醫療機構少或規模過小，出現供不應求的局面，處在這種特定環境中的醫療機構，也就自然地成了該地域醫療供給的壟斷。

5. **連貫性**：醫療供給一旦開始實施，就不允許有時間上的間隔或半途而廢，必須進行到治癒或死亡，才能終止供給。

6. **非均衡性**：醫療供給並非物質形態的東西，而是醫療本身是一種趨於「無形」的形式存在。因此，它是「不可儲存、不可運送、不可分割」。

Unit 1-7 重新定義醫患關係

由於資訊不對稱，醫病關係在於醫生只重視「病情」，而不是重視生病的「患者（及家屬）」，因而出現了「3長2短」的醫療現象。

為了改變此現象，需從過去的「醫病關係」走向「以患者為中心，以需求為導向」的「醫患（人）關係」。

醫患關係重定義

廣義的「醫」包括由「醫生、護理、醫技人員、管理及後勤人員」等組成的醫療團隊；廣義的「患（人）」包括「患者」本人及與患者有關聯的「家屬、親朋、好友、同學、同事」等。尤其是患者失去或不具備行為判斷能力時（如昏迷休克的患者、嬰兒等），與患者有關的人（法代）往往是直接代表患者的利益。

醫患關係三要素

在「醫患（人）關係」中，「疾病、醫患、醫護人員」是三大互動要素，疾病是互動的核心，互動的目的在於去除疾病。社會學家帕森斯（Talcott Parsons）認為「醫患關係」是指在醫患互動中，醫護人員與患者間通力合作來治療疾病。「醫護人員」給予一定的醫療處理，而患者則被期望配合醫護人員，遵從醫囑，從而達到恢復健康的目的。

醫患互動本質上是一個「溝通－治療－回饋（再溝通）」的過程。醫護人員首先要根據患者的主訴，以及身體癥狀對其病情進行瞭解判斷，這是治療的前提基礎，治療效果的回饋也需要患者與醫護人員的溝通來達成。可知溝通伴隨著醫患互動的全過程，對於醫患互動目的的達成與良好的醫患關係有相當的重要性。

醫患關係的本質

和諧醫患關係的本質在於：「以患者為中心的前題下，醫護人員能夠充分關懷患者，患者能夠充分信任醫護人員」。良善的醫患關係，應以誠信為基礎，並做到「平等、尊重、信任、合作」的病患關懷。

隨著醫療技術的進步和就醫習性的改變，民眾對健康的要求有了新的需求，已不只因疾病而就醫，更多是來自於想要「更健康、活的更久、更美麗」的「自費醫療」需求，因此，更要以「病患為中心」建立良好的「醫患關係」，其特性有：
1. 尊重患者價值。
2. 醫患雙方權利。
3. 凸顯醫療院所的社會責任。

就醫回診

醫病關係中的重要注意事項

醫患關係之法律義務

Unit 1-8 醫療利益關係人與社會責任

　　過往的醫療院所經營，過度依賴「政府資源、社會福利政策」，只著重在「醫病」關係。未來醫療院所的經營必須著重「醫療院所治理」來思考，所需面對的已不僅是醫病關係，而是「醫療利益關係人」。

醫療院所經營與利益關係人

　　醫療利益關係人是指在醫療院所經營中，與生產「醫療、經營、成果」具有利益關係的團體或個人，其中包括：「員工、患者（及家屬）、供應商、社區民眾、合作夥伴、投資者和股東」。就醫療院所而言，利益關係人又可以分為四大類型：

第一類型：「資本市場的利益關係人」

　　指的是醫療院所主要的股東及其相關的資本供應者。

第二類型：「醫療供需的利益關係人」

　　指的是來醫療院所就醫的患者、提供醫藥醫材的供應商、主管機關及醫學會等。

第三類型：「醫療院所內部的利益關係人」

　　指的是醫療院所的所有員工，包括醫護人員、非醫護人員、後勤管理人員、第一線人員等。

第四類型：「醫療院所外部的利益關係人」

　　指的是醫療院所所處的社區、社團、意見領袖、媒體、前來探病的親朋好友、潛在的患者、策略聯盟夥伴等。

　　醫療院所要長期發展與永續經營，務必要經營好不同類型的利益關係人。

醫療院所的社會責任

　　醫療院所經營，為了善盡社會責任，紛紛投入「院所社會責任」（Corporate Social Responsibility, CSR）。醫療院所的社會責任，是基於在經營運作過程中，必須符合永續發展的想法，除了考慮自身的財政和經營狀況外，也必須考量對社會及自然環境所造成的影響，並善盡醫療院所的社會責任。

醫療院所的社會責任（CSR）報告書

　　除了例行性的溝通之外，每年應發行「醫療院所的社會責任報告書」，程序如下：

1. **蒐集**：各功能委員會向相關部門蒐集其經營作業中，判別為主要利益關係人者，及其關切議題與互動管道。
2. **彙整**：彙整所提供之主要利益關係人、關切議題、溝通管道等，並加以整合規劃出利益關係人調查內容。
3. **調查**：執行利益關係人關切議題調查，並統計調查結果。
4. **分析**：將關切議題與醫療院所經營衝擊，進行評估分析，進而鑑別出關切議題之優先順序。
5. **呈報**：將分析結果呈報予醫療院所的社會責任管理委員會審核。

醫療院所利益關係人

醫療院所的社會責任報告書程序

Unit 1-9 自費醫療經營

不論是在臺灣、香港或中國大陸，都隨著政府政策、社會保險資源限縮，使得醫療院所的經營也必須朝向「自費醫療」的方向發展。

自費醫療經營「十大關鍵」

應落實十大關鍵

1. **選點要三思**：找到一個合適的地點，將是成功的開始。需考量：⑴要設立什麼樣的自費醫療？；⑵目標患者是誰？；⑶在一樓還是在二樓以上？

2. **集市效益的選地立地**：這個地點是否具有「集市效益」，此特定區域自成一個市集的商圈，法則有：⑴潛在患者是誰？方圓5公里內有多少潛在患者；⑵同一屬性的競爭者；⑶互補性院所？

3. **交通便捷會加分**：便捷的交通及停車，將是自費醫療患者就醫的考量因素。

4. **確定自費醫療開業的諮詢對象**：除了諮詢學長姊同學經驗外，可諮詢專業醫管諮詢公司的顧問，由於醫管諮詢顧問擁有無數設立自費醫療院所的經驗值，將可立於不敗之地。

5. **塑造什麼樣的醫療服務情境**：有什麼樣的氛圍情境，就會吸引什麼樣的患者就診，這是「群聚」效應。氣氛是由有形的外觀設施加上無形的感覺所營造出來的情境。

6. **裝潢要有格調**：營造氣氛情境的裝潢需注意3大主軸：⑴迎賓區：這是第一眼的感受，可以展現明亮、親切的格調；⑵等候區：進入迎賓區掛完號後，接序就是等候看診，提供舒適的等候空間，有賓至如歸感；⑶醫療區：這是重點，若看到冰冷的診間，可能心情也好不起來，會引起不好的感受與互動。

7. **善用醫療行銷開拓潛在患者**：醫療行銷不只於廣告或是置入性行銷，應著重在可打動人心的事件行銷及議題行銷，如此可引領話題又可省下可觀的行銷預算，行銷要成功始於要了解患者且有好的企劃力與故事力。

8. **誰是主要競爭者，次要競爭者**：需應用產業環境的五力分析、院所SWOT分析及策略，將有利於知己知彼。

9. **定位是開拓潛在患者的第一步**：應將「醫療服務特色及價值」的訴求呈現出來，才能增加患者的回診率。

10. **首重營運計畫**：自費醫療經營不再是等患者上門。在競爭的市場，患者有太多選擇性，要成功，要有「系統性思考、完善規劃及可執行的營運計畫書」。

▍社保醫療與自費醫療

註：自費醫療：意指社會保險（如臺灣健保、中國大陸醫保）醫療所有不給付之項目，而需自行付費的醫療及相關項目費用，稱之為自費醫療。

▍自費醫療院所經營

患者視角看
自費醫療整合行銷

2

Unit 2-1 行銷是一種「交換」的過程

在社保、健保（醫保）下，只要能醫治好疾病，且多數的費用都是由社保、健保（醫保）所支付，患者只要支付部分負擔的費用（患者的成本）。因此不太會引起醫療院所及患者去重視醫療行銷。

然而，在自費醫療經營中，自費醫療院所與患者之間，是一種「交換」的關係。自費醫療院所提供自費醫療及（售）前、中、後服務與行銷，患者付出有形（金錢）成本、無形（時間、信賴）成本的交換關係，自費醫療行銷亦是一種「交換」的過程。

交換的成本

以前都是從醫療院所的視角看行銷，而在自費醫療經營時，必須轉換角度，用患者視角看整合行銷。從患者視角看自費醫療整合行銷（交換關係），所重視的將是交換成本。會有哪些交換成本？患者在自費醫療行銷中所在乎的交換成本，可分為二大類四種，有：
一、外顯性的單位效益成本。
二、內隱性的患者就醫搜尋成本、患者道德風險成本、患者長期持有成本。

外顯單位效益成本（C1）

患者獲得自費醫療及服務所需支付的總成本／患者從該自費醫療及服務所獲得的總效益。

患者就醫搜尋成本（C2）

患者為了獲取自費醫療及服務，需要投入更多的時間與金錢來搜尋自費醫療就醫資訊，藉由減少交換的資訊不對稱，並確保此自費醫療符合患者的就醫需求。

患者道德風險成本（C3）

患者怕自費醫療院所所提供的自費醫療及服務，是否能達到交換完成前所宣稱的一樣好，並能信守承諾（功能、規格、服務）。

患者專屬持有成本（C4）

患者為了確保已投入的交換專屬資產，而產生的持有成本。

而患者的自費醫療行銷交換的總成本亦是這四項之合。

環境與患者的關係

患者總成本

4C循環

Unit 2-2 外顯單位效益成本（C1）

患者第一個在乎的成本是什麼？

在自費醫療行銷中，患者最在乎的第一成本是「外顯單位效益成本（C1）」。從患者視角而言，總是期望在第一時間知道外顯的單位效益成本。

外顯單位效益成本是什麼？

意指，當患者在獲取自費醫療及服務時，所需支付的成本除以患者從自費醫療及服務中所得到的效益。而在獲取自費醫療及服務時，所需付出的成本包含了成交價格、服務（前、中、後）等，而自費醫療及服務所能提供的效益，包含了有形（自費醫療）及無形（如，自我心理滿足感、外人我形象評價）效益。

因此，外顯單位效益成本受到二大因素的影響，一是患者為了獲取自費醫療及服務時所需付出的總成本，二是在沒有其他內隱交換成本的影響下，患者所知覺到的總效益。

外顯單位效益成本與自費醫療行銷的 STP

為了能降低外顯單位效益成本，在「以患者為中心，以需求為導向」的基礎下，可多了解患者輪廓（Patient Profile），落實做出精準的市場區域（Segmentation）、找出真正有此自費醫療需求的目標市場患者（Targeting）、在自費醫療市場中有鮮明且差異化的定位（Positioning），不同的STP，將會產生不同的外顯單位效益成本，唯有精確做好自費醫療行銷的STP，才有機會降低外顯單位效益成本。

如何降低患者的外顯單位效益成本？

從患者視角而言，有二種期待，一是在同樣的單位效益下，可以付出更低的成本。另外，就是在同樣成本下，可以獲取更高的效益。

因此，只有設法降低患者獲取自費醫療及服務時，所須支付的成本。另外，就是增加自費醫療在目標市場中患者的有形與無形效益，進而先做好STP分析，再擬定出自費醫療的行銷策略。

患者效用的FAB

降低自費醫療外顯效益成本

$$C1 = \frac{成本\downarrow}{效益\uparrow}$$

Unit 2-3 患者就醫搜尋成本（C2）

什麼是自費醫療就醫搜尋成本？

患者在獲取自費醫療及服務之前，為了更了解什麼是自費醫療及服務，必須投入更多的時間與成本蒐集自費醫療及服務的相關資訊，藉此來確保自費醫療符合患者需求。

患者為了找到符合自己的自費醫療院所，必須花時間、精力去搜尋各種行銷資訊、親朋好友口碑及推薦等，為此而付出成本，稱之為「就醫搜尋成本」，是一種內隱性成本。

自費醫療侵入度與就醫搜尋涉入度

就醫搜尋涉入程度會依自費醫療等侵入程度不同而有所不同，當自費醫療侵入程度愈高，在就醫搜尋涉入程度就會愈高，因此就醫搜尋涉入程度與自費醫療侵入程度，呈現正相關。

因此，隨著自費醫療侵入程度愈高，患者的就醫搜尋成本也就會愈高，也呈正相關。

自費醫療患者就醫（AIETA）模式與就醫成本

患者的就醫過程是一種AIETA的模式：

- **Aware 知曉**：先是從知曉（Aware）了解自費醫療開始。
- **Interest 興趣**：對自費醫療產生興趣（Interest）。
- **Evaluation 評估**：在眾多自費醫療之間評估（Evaluation）。
- **Trial 體驗**：進而試用體驗（Trial）。
- **Adoption 採用**：從中選一採用（Adoption）就醫。

自費醫療侵入程度愈高，AIETA模式所花的時間與精力就會愈高。

如何降低自費醫療患者就醫搜尋成本？

要有清楚的自費醫療及服務的定位，並強化一致的自費醫療訴求，善用全通路整合行銷（IMC）溝通，如此才可降低患者的就醫搜尋成本。

就醫模式與就醫成本關係

Unit 2-4 患者道德風險成本（C3）

什麼是道德風險成本？

第二種內隱性成本就是「道德風險成本」，意指患者在獲取自費醫療及服務時，擔心害怕自費醫療及服務跟獲取（購買）前所宣稱的不一樣。

患者還是會擔心害怕懷疑自費醫療院所是否能夠遵守原先承諾的功能、規格、服務或其他約定。對患者而言，道德風險成本愈低愈好。

道德風險成本特性

不要以為只要就醫搜尋成本降低，道德風險成本就可以降低，其實不盡然如此，因為降低就醫搜尋成本，只會讓患者更加了解自費醫療的內容、特性、價值所在，唯有增進患者對自費醫療的信心，才能降低道德風險成本。

事實上，降低就醫搜尋成本只能減少患者部分的道德風險成本，而無法完全消除，因為在實際獲取後，還是常會有糾紛發生，這有可能是因為院所與患者之間的認知不同所致，而增加道德風險成本。

另外的特性是道德風險成本與其他成本（單位效益成本、就醫搜尋成本、專屬持有成本）一樣，都是患者主觀知覺，也是長期獲取（交換）所累積留下來的印象。

道德風險成本類型

道德風險成本類型，可分為三大類：

1. 患者懷疑自費醫療院所是否有履約的能力：主要是患者會擔心自費醫療院所是否可以提供如自費醫療諮詢師（業務）所言，符合患者需求的自費醫療及服務。自費醫療諮詢師常會為了業績，而有過度且誇張的療效說明及承諾，或是不實行銷廣告，這樣的行為對患者而言都相當的危險，因為在交易後都會造成患者相當大的損失。因為患者通常是無法在獲取（交易）自費醫療前確認，而是需要在獲取交易後才能驗證。

2. 患者懷疑自費醫療院所是否會信守承諾：部分的道德風險成本是來自於自費醫療院所基於私利考量，做出偷斤減兩（用非原廠醫材或針劑，雷射發數不足）或是損及患者利益（交易後要額外收費），這些都會增加患者的道德風險成本。

3. 自費醫療院所是否有同理心：在自費醫療施行後，還是會有不確定因素存在，都會讓患者處在不利狀況。唯有自費醫療院所具備同理心，才願意協助處理此突發狀況。若非如此，患者所要付出的風道德風險成本必然增加。

如何降低道德風險成本？

要真正降低患者道德風險成本，應：「做得到才說、不要為了業績亂說、挖掘患者需求、滿足需求、維持自費醫療院所品牌形象、落實全通路整合行銷（IMC）溝通，做好前中後服務，讓患者信任自費醫療院所而非個人。」

道德風險類型

誇大其辭

前後不一的行為

用**A**貨
當原廠貨

強勢推銷

過度包裝
美化醫療

道德風險成本

因怕受騙

道德風險

履約能力

信守承諾

同理心

Unit 2-5 患者專屬持有成本（C4）

什麼是患者專屬持有成本？

開發一位新患者（NP）是維持一位舊患者（OP）成本的五倍，因此，當患者知道移轉到另一家自費醫療院所，所需付出成本更高時，患者就會降低轉移的動作，而繼續維持與原有自費醫療院所的關係。

患者專屬持有成本，指的是患者為了保有已經投入的交換專屬資產，所產生的持有成本，稱之為專屬持有成本。

專屬持有成本成是患者的成本考量因素，主要可以從兩個方向來談：第一種情形是患者（NP）第一次使用自費醫療時，他會考慮新自費醫療所需投入的專屬持有成本高低，患者會試著找一家自費醫療院所，在交換（成交）之後，可以讓所投入的專屬持有成本不要太高。另一種情形是，患者（OP）已經有使用某一品牌的自費醫療，在使用過程中，已經在此品牌投入了許多專屬資產，如果患者要轉換到其他品牌時，就會造成原先投入的專屬資產的價值損失。

什麼是專屬資產？

意指當患者與自費醫療院所因交易而產生的有形與無形的特有資產，而這種資產只有在繼續交易時才有價值，當任何一方結束交易，這種有形與無形的特有資產的價值，便會消失或是變得比較沒有價值。

由於自費醫療都是一種療程，非一次性交易，患者害怕在自費醫療成交後，所產生的有形或無形的專屬資產會因為不再繼續交易而消失殆盡，患者為了保持專屬資產價值，也因此而繼續交易。

如何降低患者專屬持有成本？

所以，專屬持有成本對自費醫療院所而言，是兩面刃的問題。自費醫療院所當然是希望讓患者能夠透過使用該品牌，逐漸的投入專屬資產，來增加患者轉移成本。但是如果患者在交易之前，就知道所需投入的專屬持有成本很高，他可能就會避免往來。因此，在實務上，行銷人員要特別注意這是兩面刃的問題。

▎專屬持有成本

▎專屬資產的種類

專屬資產的種類	分類說明
自費醫療相關的專屬資產	1. 特有使用知識的專屬資產 2. 特有醫材設備的專屬資產
人員（醫生、非醫生）的 無形專屬資產	因擁有患者交易、信用等相關資料，因此可以更有效率地與患者溝通並滿足需求，使得雙方的溝通效率提高許多
品牌相關的專屬資產	1. 患者對品牌心理層面的認同 2. 品牌對患者形成無形的社會認同
整合行銷（IMC）相關的 專屬資產	開發新患者（NP）比留住舊患者（OP）的成本高出五倍。整合行銷（IMC）相關專屬資產是以行銷的手段，透過忠誠患者來建立專屬資產。相對於其他專屬資產而言，是比較有形的，也是比較有時效性的，因此在使用時，不要讓它演變成外顯單位效益成本的行為，而是要讓患者再累積、再購買療程次數或金額，增加其他方面的專屬持有成本，而不會達到一定的購買療程次數或金額就消失

▎過度競爭下的患者之爭

Unit 2-6 以患者視角，如何降低患者成本的自費醫療整合行銷策略

降低外顯單位成本（C1）的整合行銷策略

患者獲得自費醫療及服務所需支付的總成本／患者從該自費醫療及服務所獲得的總效益。

整合行銷策略

1. 以「患者為中心」，以「需求為導向」的訴求。
2. 從自身角度可「降低成本、提升效益」的議題。
3. 與同業比，在同成本下，效益比同業高；在同效益下，成本比同業低。創造出「同中求異、異中求同」的亮點。
4. 訴求全程「高品質、高穩定」的形象。

降低患者就醫搜尋成本（C2）的整合行銷策略

患者為了獲得自費醫療及服務，需要投入更多的時間與金錢來搜尋自費醫療就醫資訊，藉由減少交換的資訊不對稱，確保此自費醫療符合患者的就醫需求。

整合行銷策略

1. 明確的「自費醫療及服務」定位。
2. 具「差異化」的自費醫療及服務。
3. 以「流程導向」的溝通。
4. 善用「全通路」的「整合行銷（IMC）」溝通。

降低患者道德風險成本（C3）的整合行銷策略

患者擔心自費醫療院所所提供的自費醫療及服務是否能達到交換完成前所宣稱的一樣好，並能信守承諾（功能、規格、服務）。

整合行銷策略

1. 「做得到才說」訴求。
2. 落實「全程（前、中、後）服務」。
3. 永續經營的「品牌理念」。
4. 強調「自費醫療院所與患者間的信任關係」，而非個人關係。

降低患者專屬持有成本（C4）的整合行銷策略

患者為了確保已投入的交換專屬資產，而產生的持有成本。

整合行銷策略

1. 創造「患者終身價值體系」。
2. 強調「經營體質」創造不可替代的價值。

▌患者終身價值歷程

- 價值主張
- 價值創造
- 價值累積
- 價值傳遞
- 價值獲取

回饋與持續改善

▌自費醫療患者成本與如何降低成本方法

成本類型	患者碰到的狀況	如何降低成本的整合行銷策略
外顯單位效益成本	1.療程很貴 2.療效一般般	1.以「患者為中心」，以「需求為導向」的訴求 2.從自身角度可「降低成本、提升效益」的議題 3.與同業比，在同成本下，效益比同業高；在同效益下，成本比同業低。創造出「同中求異、異中求同」的亮點 4.訴求全程「高品質、高穩定」的形象
患者就醫搜尋成本	1.資訊太多，內容不一致，產生求證的搜尋成本 2.不同諮詢師報價不一樣	1.明確的「自費醫療及服務」定位 2.具「差異化」的自費醫療及服務 3.以「流程導向」的溝通 4.善用「全通路」的「整合行銷（IMC）」溝通
患者道德風險成本	1.誇大療效廣告（網路廣告、FB粉絲團） 2.用A貨當原廠貨 3.術後不理，要加價購	1.「做得到才說」訴求 2.落實「全程（前、中、後）服務」 3.永續經營的「品牌理念」 4.強調「自費醫療院所與患者間的信任關係」，而非個人關係
患者專屬持有成本	1.先被騙成會員 2.開卡禮	1.創造「患者終身價值體系」 2.強調「經營體質」創造不可替代的價值

自費醫療行銷模式

3

Unit 3-1 服務特性

產品與服務大不同

產品和服務最大的區別在於，產品在市場上可以引人注意、獲取、使用，或能夠滿足某種消費需求和欲望。而服務則是具有無形特徵，卻可以給人帶來「某種利益」或「滿足感」，是廠商和顧客接觸時所產生的結果。

服務可能涉及

1. 為顧客提供有形產品（如維修的汽車）時，所完成的活動。
2. 為顧客提供無形產品（如為準備報稅申報書所需的稅單）時，所完成的活動。
3. 無形產品的交付（如知識傳授、資訊提供）。
4. 為顧客創造氛圍（如飯店）。

服務的四大特性

1. **無形性**：服務是由一系列活動所組成的過程，而不是實體物，此過程無法像有形產品那樣可以看的到、感受的到或者觸摸的到。對大多數服務而言，購買服務並不等於擁有其服務的所有權，如航空公司為乘客提供服務，客戶具有接受服務使用權。
2. **異質性**：服務的異質性，主要是由於員工和客戶之間的相互作用，以及伴隨著此一過程的所有變化因素所導致的，它也導致了服務品質取決於服務提供商不能完全控制的許多因素。有時候服務也可能會由中間商提供，那更加大了服務的異質性，因為從顧客的角度而言，這些中間商提供的服務也代表了服務提供商。
3. **同步性**：服務是先銷售，然後才同時進行「生產和消費」。這通常意味著服務生產的時候，顧客會觀察甚至會參與生產服務的過程。服務生產和消費是同步性，使得服務很難進行大規模的生產，服務也不太可能經由集中化，來獲得顯著的規模經濟效應。
4. **易逝性**：指服務有不可能被儲存、轉售或退回的特性。例如一架350個座位的航班，如果該航班只有280個乘客，航空公司不可能將剩餘的70個座位儲存起來留給下一航班銷售；因此，在醫療院所的諮詢師所提供的諮詢服務也是無法被退貨，無法重新諮詢或者轉讓給他人。

強化服務找回患者信心

由於服務無法儲存和運輸，服務渠道的結構與性質和有形產品差異極大，且由於服務無法像有形產品一樣可以退回，服務提供者（醫療院所）就必須制定強而有力的補救策略，以彌補服務失誤。

醫療院所儘管諮詢師提供了再糟糕的諮詢也無法退回，但是可以透過更換諮詢師，在下一次諮詢時，來重拾患者的信心。

服務四大特性

產品VS.服務特性比較

	產品	服務
特性差異	• 有形性 • 同質性 • 可存性 • 生產銷售、消費 • 分開性	• 無形性 • 異質性 • 同步性 • 易逝性

何謂服務業？

ISO 9004 規範服務業

餐飲娛樂	公用事業	行政業務
交通、郵電	貿易	技術
醫療衛生	財務金融	採購
維修服務	專業、自由業	科學

Unit 3-2　醫療服務特性

醫療服務的廣義定義：意指醫療院所為患者提供的「檢查、診斷、康復和提供預防保健、接生、計劃生育」等，以及與這些服務有關的「藥品、醫材、病房和伙食」的過程。

醫療供給主要是滿足患者的醫療需求，包括「醫療及其品質」；而無形的服務主要包括「態度、承諾、形象、聲譽」等，可為患者帶來附加價值利益和心理上的滿足及信任感。

醫療服務層次

1. **核心醫療服務**：患者到醫療院所就醫回診，可儘快解除病痛，獲得康復。
2. **形式醫療服務**：患者取得醫療服務的實體，如醫療項目、醫療技術、醫療設備、治療效果。
3. **附加醫療服務**：指各種附加價值利益的總和，也是患者取得醫療服務延伸部分，如獲得醫學知識、病情諮詢、醫療環境、服務承諾、客製化服務等。

醫療服務十大特性

1. **無形性**：是最為顯著的一個特性。此外，患者為了降低醫療風險，多數會聽從親朋好友的推薦，因此，醫療院所的社會聲望和患者過去的經驗評價具有重要影響。
2. **不可分離性**：醫療供給者向患者提供醫療時，也正是患者取得醫療的同時，兩者在時間上不可分離，且在醫療服務產生時是相互作用的，兩者共同對服務結果產生影響。醫療品質的好壞受到醫患雙方合作、接受與配合程度的影響。
3. **差異性**：如何提高員工整體素質，加強人員培訓，制定醫療和護理規範，設立諮詢專線，使醫療服務具差異性。
4. **不可存儲性**：醫療服務是不能存儲的，必須對醫療服務進行更準確的平衡要求，否則不但浪費了醫療資源，也浪費了患者的金錢。
5. **倫理性、公益性**：醫療服務提供者要發揚救死扶傷、人道精神，以及對醫療事業無私奉獻的價值觀念、高尚的醫德情操。
6. **高風險性**：任何醫療行為都與人的生命安全、身體健康息息相關，所以務必嚴格規範，嚴肅認真執行與要求。
7. **時間性和連續性**：時間就是生命，分秒必爭。醫療必須是24小時服務，同時要以患者就醫方便來安排。
8. **廣泛性**：醫療服務的對象廣泛，除了要滿足既有患者的醫療需求外，也必須滿足大量潛在患者的健康需求。
9. **不易衡量產出**：由於具有公益性，不能使用單一指標（如利潤最大化）來評估績效。
10. **醫患關係特殊性**：對疾病的認知有其不對稱性，提供者占有絕對優勢，極易成為患者的「恩人」而使其終生難忘。

▌產品與服務差異

多數實體產品

多數服務

成功與成果
較易評估

成功與成果
較難評估

| 衣物 | 珠寶 | 家具 | 房屋 | 汽車 | 餐飲 | 旅遊 | 理髮 | 托兒 | 電視修理 | 法律諮詢 | 根管治療 | 汽車維修 | 醫療診斷 |

較多搜尋屬性　　　　較多經驗屬性　　　　較多信任屬性

▌醫療服務層次

附加醫療服務

形式醫療服務

核心
醫療服務

Unit 3-3 自費醫療服務金三角關係

「醫療服務金三角關係」是一個以患者為中心的醫療服務管理模式，由「醫療服務策略、醫療服務系統、醫療服務團隊」三個因素組成。這三個因素都以患者為中心，彼此相互聯繫，構成一個三角關係。

醫療服務金三角

醫療院所要獲得成功，讓患者滿意，就必須具備三大要素：「完善的醫療服務策略、精心的醫療服務系統、高素質的醫療服務團隊」。

醫療服務金三角的概念，就是「醫療院所、員工、患者（及潛在患者）」三者之間的「內部行銷、外部行銷、互動行銷」的整合。

內部行銷

指醫療院所透過主動提升員工的服務意識與能力來激勵員工。其主要的目標在確保員工具有以患者為中心的服務態度，以及吸引並留住優秀員工。

外部行銷

指各種醫療行銷方式，如進行各種行銷研究、發掘醫療市場上患者未被滿足的需求、確定目標市場、決定各項服務策略、通路策略、促銷策略等。

互動行銷

指第一線的服務人員，能夠以患者的需求出發，將醫療院所的服務提供給患者的互動行為。藉此產生良好、友善、高品質的互動，才是真正優良的服務。

滿足患者的需求

滿足患者的需求如何落實，須從以下三方面著手：

1. 醫療服務策略

必須制定醫療院所明確的目標，包括選定目標市場、醫療院所希望樹立的品牌形象，以及醫療院所該採用的醫療服務標準等。這些策略內容必須充分體現「患者至上」的理念，方可確保醫療院所在競爭市場中致勝。

2. 醫療服務人員

醫療院所經營者必須建立一支精心提供患者服務的團隊，因此，需強化服務人員的培養、教育、溝通的責任。首先，要提升員工的主動性及積極性，其次，要加強醫療服務的訓練，以提高服務人員的醫療專業素質和服務品質。此外，還要提供必要的溝通訓練，一方面是醫療院所內部的溝通；另一方面是服務人員與患者的溝通。

3. 醫療服務團隊

如果要使醫療服務團隊能提供更好的服務，僅靠醫療服務人員的微笑和良好的態度是不夠的。還需服務團隊內各種資源的有效配合及運用。這就必然涉及到服務團隊中的各種標準工作程序（SOP）、服務缺失考核、管理體系等工作。因此，在整個服務團隊中，十分重要的一環就是從服務設計過程的一開始，就應該考慮到患者的需要，如果不是從這點出發，服務團隊則無法向患者提供使其滿意的服務。

█ 醫療服務價值鏈

█ 醫療服務金三角關係

Unit 3-4 面向 360 度利益關係人行銷

利益關係人理論（Stakeholder Theory）始於一個組織管理和道德的理論，用來解決組織管理中的道德和價值問題，首先界定「利益關係人」是在一個組織中，會影響組織目標或被組織影響的團體或個人。因此，想要醫療院所能永續發展，那麼經營者必須制定一個能符合各種不同利益關係人的策略。

從醫療院所的觀點來看，除了注重股東的權益外，必須同時關注員工、患者、社區以及所有與醫療院所有關的個人或團體。

利益關係人除了股東之外，還包括：

1. **經營者與員工**：經營者是高層管理人員，經營者與員工在醫療院所中工作，主要關心的是醫療院所未來的前途、提供員工的發展機會及福利、待遇等。醫療院所應盡可能滿足他們在這些方面合理的要求，提高員工的凝聚力和向心力。

2. **患者**：在醫療院所的經營活動中，患者扮演著極為重要的角色。醫療院所所提供的醫療及服務，必須滿足患者的需求，離開了患者，醫療院所就失去了存在的意義，更不用說醫療院所的發展。從醫療研發到提供醫療服務的整個過程，都要對患者的需求、偏好、就醫動機等進行分析。

3. **供應商**：醫療院所作為藥品、醫材、設備等的買方，需要與供應商討價還價。購入的價格較高，會使醫療服務成本上升，影響醫療競爭力與獲利力。因此，加強與供應商的合作，與供應商建立長期互惠互利的關係不失為一個較好的方案。

4. **競爭者**：競爭者也是醫療院所不容忽視的利益關係人。因為醫療院所在市場上的任何一個動作，都會對競爭對手產生影響，有時影響可能十分巨大。因此，在經營過程中，要考慮競爭對手的反應並做出相應的預測；同樣，對競爭對手的行動，也要有所估計與反應，建立「競合」的夥伴關係。

5. **政府**：政府的政策，對醫療院所的發展也起著至關重要的作用。政府的醫療政策直接影響醫療院所，政府制定的各項法規，如醫療法、醫師法、消保法等，都會產生約束力，必須遵照執行。

6. **其他利益關係者**：包括有新聞媒體、醫學會、主管機關、公眾、社區、合作夥伴及學術研究機構等利益關係人。

利益關係人行銷

依不同利益關係人的特性，先行企劃再施以行銷。最好的利益關係行銷在於了解利益關係人的需求，創造話題，有故事性的議題行銷。

利益關係人行銷

利益關係人行銷模式

利益關係人	行銷模式	行銷核心
員工	內部行銷	理念
患者	互動性行銷	價值
市場	外部行銷	故事
供應商	夥伴行銷	雙贏
競爭者	競合行銷	共好
政府	政策行銷	事件
媒體	議題行銷	議題

Unit 3-5 患者自費醫療就醫行為

何謂自費醫療

　　自費醫療的就醫過程，是一種在社會保險（健保、醫保）福利不給付的狀況下，由患者自行給付醫療及相關費用的醫療行為。

　　多數自費醫療是一種非必要性（美容醫學、抗衰老、自費健檢）的醫療行為，是為了更健康或是更美麗而採取的就醫行為。

　　自費醫療的就醫，意指患者為滿足需要和欲望，而從「尋找、選擇、購買、使用、評價」及處置「醫療、服務」介入的過程，包括患者主觀的心理認知和客觀的醫療活動。

患者自費醫療決策模式

1. **需求確認**：患者確認自費醫療需求及就醫者的角色。
2. **資訊蒐集**：患者會多方蒐集相關自費醫療就醫資訊，進行後續資訊整理及評估。
3. **就醫前評估**：經資訊蒐集及評估後，擇其最佳的可行方案。
4. **就醫中行為**：患者自費醫療就醫決策及使用。
5. **就醫後評估**：患者對自費醫療就醫的期望，對醫療中所感覺的效果及滿意程度。

自費醫療行為特性

　　患者自費醫療就醫決策，具有「動態性、互動性、多樣性、易變性、衝動性、交易性」等特性。

自費醫療就醫行為類型

　　依「醫療侵入程度、醫療院所品牌差異」不同，構成四種自費醫療行為：

1. **複雜型自費醫療**：醫療院所品牌差異大、醫療侵入程度高的自費醫療行為。當患者初次就醫價格昂貴、就醫次數較少、冒風險高、高度自我表彰，則屬於高度涉入自費醫療就醫行為。對此，醫療院所應設法幫助患者了解與該醫療有關的知識，並讓患者知道和確信自費醫療的特性及價值，使患者樹立對醫療院所的信任。

2. **和諧型自費醫療**：醫療院所品牌差異小、醫療侵入程度高的自費醫療就醫行為。當面對就醫品牌差異不大，但價格高的自費醫療時，雖然患者對自費醫療就醫行為持謹慎的態度，但患者的注意力更多集中在醫療院所品牌、自費醫療費用是否優惠、就醫時間、地點是否便利。患者不會花很多精力去蒐集及比較，從就醫動機到決定之間的時間較短。

3. **多變型自費醫療**：又稱尋求多樣化自費醫療。醫療院所品牌差異大、醫療侵入程度低的自費醫療就醫行為。

4. **習慣型自費醫療**：醫療院所品牌差異小、醫療侵入程度低的自費醫療就醫行為。患者有時對於自費醫療就醫，並不是因為特別偏愛某品牌，而是出於習慣。

▌患者就醫決策五階段

▌自費醫療就醫（購買）行為

醫療侵入程度 品牌差異	高度醫療侵入	低度醫療侵入
自費醫療品牌差異大	複雜型自費醫療	多變型自費醫療
自費醫療品牌差異小	和諧型自費醫療	習慣型自費醫療

Unit 3-6 內部行銷

內部行銷 VS. 外部行銷

內部行銷（Internal Marketing）與外部行銷（External Marketing）是相對應的概念，內部行銷的意思，是先讓員工熱愛醫療院所的品牌，而外部行銷是經由員工及行銷方式，說服所有利益關係人，來熱愛醫療院所的品牌。

內部行銷

內部行銷是建立在有滿意的員工，才能有滿意的患者，要想贏得患者滿意，首先要讓員工滿意；只有滿意的員工，才能以更高的效率和效益，為外部的患者提供更優質的醫療及服務，並使外部的患者感到滿意。所以有滿意的內部員工（客戶），才會有滿意的外部患者（客戶）。

內部行銷，指醫療院所需將服務患者的概念先行銷給內部員工，讓員工了解醫療院所的經營理念與目標，培養服務的熱忱，以患者為中心，具備服務的技巧，與履行承諾的能力，進而提高工作滿意度。

內部行銷活動的實施，受到醫療院所員工職能的阻礙和限制。醫療院所只有構建以人為本的內部行銷系統，才能真正發揮內部行銷效益。

在有限的資源下，如何使行銷發揮出更好的效率與效益，為醫療院所創造更大的競爭優勢，內部行銷無疑提供了新的視角，沒有積極、持續的內部行銷，對患者的外部行銷成效也將會下降，服務品質也將會惡化，患者也將會流失，對收益亦會有所影響。因此，內部行銷是外部行銷的前置作業。

內部行銷特性

先做好內部行銷才能做好外部行銷，內部行銷特性為：(1)視每位員工為客戶；(2)讓員工先體會像客戶一樣的服務感受。因此，「只有擁有滿意的員工，才能擁有滿意的患者」。

內部行銷的對象

內部行銷的對象是醫療院所內部所有的員工，目的是經由吸引、保留和激勵員工，激發員工的服務理念和服務意識，用滿意的員工來服務外部患者，使患者滿意，從而建立醫療院所的競爭優勢。

內部行銷是將行銷管理的思想和方法，運用到醫療院所內部，在內部開展一系列積極的行銷活動來激勵員工，讓員工感到滿意，使他們的工作表現體現出服務意識和以患者為中心，最終實現外部患者滿意的目標。

內部行銷是不斷與每位員工分享，並認可員工為醫療院所做出的貢獻。如此，才可以在為患者創造醫療價值的過程中，提升每一個環節的品質和效率，提升患者感受到的價值。

內部行銷的二大構面包括了「對所有員工進行行銷」及「對各部門間的行銷」。

▍內部行銷構面

▍內部行銷八部曲

內部行銷八部曲

1. 內部市場調查
2. 內部市場區隔
3. 招募、教育訓練、優質化
4. 激勵與共識
5. 分享與尊重
6. 賦能、授權
7. 雙向溝通
8. 團隊、流程

Unit **3-7** 外部行銷

　　醫療院所的利益關係人除了內部關係人，還有外部關係人，這些外部利益關係人有：患者、潛在患者、社區民眾、媒體、政府、供應商等，醫療院所也需對這些外部利益關係人進行行銷，稱之為醫療院所的外部行銷。

外部行銷（External Maketing）

　　指的是醫療院所如何運用「媒體、廣告、公關、事件、活動」等行銷工具，依不同的外部關係人的特性，進行不同訴求的外部行銷。

外部行銷的目的

　　主要是藉由行銷的工具，讓不同的外部利益關係人，對醫療院所「更認同、更支持、更有好感、增加患者回診、增加新患者的就診」等，為利益關係人創造「價值」為目的。

外部行銷訴求

1. **患者**：對於患者的行銷訴求在於增加「認同、支持、回診、推薦」等，進而提高滿意度及忠誠度，產生品牌效益。
2. **潛在患者**：行銷訴求在於「增加好感度、找出潛在醫療需求、拉近關係、創造服務機會」等，如此可創造出符合自費醫療院所想要的潛在患者。
3. **社區民眾**：在自費醫療的經營中，社區民眾更是需要被關注的外部利益關係人，行銷訴求需要著重在「好鄰居的關係、醫療專業形象、社區醫療好幫手」等，有好的社區關係才會有好的自費醫療品牌形象。
4. **媒體**：與媒體的關係不是只有廣告採購，更是需要為媒體提供醫療專業諮詢的關係，所以對媒體的行銷訴求在於「醫療專業、醫療趨勢議題、醫療時事分析」等，以成為媒體主動來採訪醫療新聞的醫療院所為目的。
5. **政府**：政府是制定醫療院所經營規範的機構，因此面對主要的主管機關、立法單位、醫學會等，在行銷訴求上著重在「醫療政策方向、經營需求、醫療技術提升」等。
6. **供應商**：醫療院所要經營得好，很重要的利益關係人之一就是供應商，有好的供應關係可以取得好的供應價及長期的供應關係。因此，行銷訴求需強化在夥伴關係及雙贏。

外部行銷五步驟

　　醫療院所的外部行銷，最主要是為外部利益關係人創造價值所為的一種行銷。因此，除了上述所提及的，針對不同外部利益關係人需要不同的行銷訴求外，外部行銷會不會成功也有賴於落實外部行銷五步驟：行銷調查→找出目標外部利益關係人→擬定核心行銷訴求→選定行銷工具→執行與回饋。

　　當然，外部行銷會成功，一定是在於醫療院所的內部行銷做得好，且有好的醫療院所文化及經營理念。

外部行銷

外部行銷訴求

利益關係人		行銷模式
患者	→	認同、支持、推薦
潛在患者	→	增加好感度、創造接觸機會
社區民眾	→	好鄰居、醫療轉業形象
媒體	→	醫療專業諮詢
政府	→	醫療政策建言
供應商	→	夥伴關係、雙贏

Unit 3-8 體驗行銷

「體驗」在於讓「患者、潛在患者、陪伴探訪的親朋好友」等，體驗醫療院所為之提供或創造的「價值」。而體驗行銷是在於如何將此體驗「價值」，經由行銷的方式傳播出去。

醫療及服務屬無形居多，藉由患者或隨行的親朋好友等親身經歷，才會感受到醫療院所的醫療及服務的價值，因此，體驗行銷必然是醫療行銷重要的一環。

體驗行銷（Experiential Marketing）

主要是運用「感官、情感、思考、行動、關聯」等作為行銷策略發想，並以「行銷溝通、醫療服務呈現、空間展示、官網、臉書」等作為體驗媒介。藉由與患者直接接觸，讓患者親身體驗與感受醫療及其服務的價值或相關的情境，並以這樣直接接觸的親身體驗為基礎，吸引潛在患者的關注與青睞，例如：實地參訪、健康講座、衛教說明會等。

醫療院所除了要善用體驗行銷來吸引更多的患者就醫及回診外，更需應用「體驗分享」來經營市場。

體驗行銷五步驟

醫療院所需視狀況，整合更完整的配套措施，以下列五個步驟為基礎，創造出令人滿意的體驗感受。

步驟1：分析患者經驗

重點在醫療院所要追蹤每個接觸點的患者經驗，察看業界的競爭情形，並以具創意的研究技術，了解患者的真實感受。

步驟2：建立「體驗分享平臺」

以步驟1為基礎，設計內外皆能傳達醫療院所品牌的分享平臺。在建構體驗分享平臺時，需考量醫療院所「品牌意義、清楚說明患者能獲得什麼價值、執行體驗的核心訊息及風格與內容」等要素。

步驟3：設計品牌體驗

在醫療院所品牌設計上，包含醫療院所品牌理念、醫療服務、展示空間等，應賦予討喜的外觀和感覺；在醫療行銷策略上，廣告、宣傳品、官網，也要恰當地傳達體驗形象。

步驟4：建構患者介面

指發生於患者與醫療院所間的所有交流因素，如醫護人員、服務人員、電話、電子郵件往來可接觸的介面。

步驟5：持續進行創新

在醫療及服務上，醫療行銷的創新可利用別出心裁的體驗活動和宣傳。

五種管理體驗價值的原則

1. 體驗，是有計畫的設計與有系統的引起患者體驗。
2. 以患者的體驗感受出發，再改善功能、特性。
3. 詳實記錄患者體驗的點點滴滴。
4. 換位思考，建立患者所喜愛的醫療及服務情境。
5. 要定期及不定期進行體驗的升級版。

藉由體驗行銷，可深化經營醫療院所品牌。

體驗行銷特性

產生就醫願景

↓

探勘式搜尋資訊

↓

感性評估

↓

以行動參與

↓

深刻體會難忘的回憶

傳統行銷VS體驗行銷

比較點	行銷類型	
	傳統行銷	整合行銷體驗行銷
行銷重點	專注產品的屬性與效益	重視患者的體驗
產品分類方式	以產品屬性及效益分類	以體驗情境來分類
對患者的假設	理性決策	理性＋感性並重決策
行銷研究方法	量化	量化＋質化

Unit 3-9 口碑行銷

醫療行銷的最佳行銷方式之一，就是口碑行銷。口耳相傳，這是借力使力的行銷方法。在過度競爭的醫療市場中，哪家醫療院所的好感度高、口碑好，那家醫療院所的市場機會就會多，這也就是口碑行銷所帶來的效益。

口碑行銷（Word of Mouth Marketing）

醫療院所使潛在患者經由與「患者、隨行的親朋好友」之間的互動交流，將醫療院所的「價值、醫療、服務、醫療技術、醫療特色」等傳播開來。這種口碑行銷方式，可「增進潛在患者成為新患者（NP）的來診、增加既有患者（OP）的回診率」，這種以口碑傳播（口耳相傳）為途徑的行銷方式，稱為口碑行銷。

口碑行銷是醫療院所運用各種有效的手段，引起患者或潛在患者對於醫療院所的「醫療、服務以及整體形象」的互動和交流，並激勵向其周遭的潛在患者進行介紹和推薦的行銷方式。

做好口碑行銷的 5 要件

1. **價值體驗基礎**：要產生口碑，一定要有美好的「價值體驗」，具體體驗醫療院所的價值，而以此「價值體驗」成為口碑行銷的故事發想基礎。
2. **感動人心訴求**：以價值體驗為故事的基礎，擬定出可以「感動人心」的口碑行銷訴求，藉此才不會有老王賣瓜說瓜甜的狀況，任何的訴求都一定來自於事實根據，才能真誠打動人心，創造出「口耳相傳」的效果。
3. **互動即時工具**：口碑行銷需要的是互動行銷工具，如「網路、人員」等具有互動性和即時性的特性。有了互動性、即時性，就可讓口碑具有「傳播力、話題性」。選對互動工具才能達到口耳相傳效果。
4. **適時關懷回饋**：口碑行銷不是單向的傳播，而是需要在互動即時的工具中提出「適時關懷回饋」。好的口碑經的起驗證，因此，適時關懷回饋，就是在讓潛在患者更加信賴。
5. **口碑行銷成效**：任何的行銷都需有成效分析，口碑行銷亦是。就此口碑行銷需在執行間進行成效分析，了解達成率，做出結案報告以便後續參考與改善。

如何避免「負面的口碑行銷」？

在口碑行銷中，也會有可能出現「負面的口碑」，故需時時注意在口碑行銷中，是否存在或可能出現負面口碑，發現並有效地在第一時間掌握負面口碑及來源，立刻予以處理，才可降低不必要的影響及傷害，處理負面口碑也是口碑行銷管理中重要的一環。

如何做到「好事傳千里，壞事到此停」，這是口碑行銷的最高境界。

█ 口碑行銷

█ 傳統行銷VS.口碑行銷區別

整合行銷

4

Unit 4-1 整合行銷理論

整合行銷（Integrated Marketing Communications, IMC）的定義

美國 4A 廣告協會

美國廣告代理業協會（4A）於1989年提出整合行銷傳播是一種從事行銷傳播計畫的概念。確認一份完整透澈的傳播計畫有其附加價值存在，這份計畫應評估不同的傳播工具在策略思考中所扮演的角色，如一般廣告、互動式廣告、促銷廣告及公共關係，並將之結合，透過協調整合，提供清晰、一致訊息，並發揮正面綜效，獲得最大利益。

Duncan

Duncan在1993年提出：「整合行銷傳播是策略性地控制、影響所有相關的訊息，鼓勵企業組織與消費者及利益關係人的雙向對話，藉以創造互惠關係。」（Duncan and Caywood, 1993）

Schultz

西北大學的Schultz（1993）提出由外而內（Outside-in）的概念。整合行銷溝通是將所有產品（自費醫療項目）與服務的相關訊息來源加以管理的過程，使顧客（患者）及消費者（潛在患者）接觸統合的資訊，並產生購買（就醫）行為，以維持消費者忠誠度。

Medill

西北大學的Medill學院在1993年提出：整合行銷傳播是發展一種長期對顧客（患者）及消費者（潛在患者）執行不同形式的說服性傳播計畫的過程，其目標是要直接影響所選定之閱聽眾的行為，並以此作為未來訊息傳遞的潛在通路。

Percy

Percy（1997）主張整合行銷傳播是一種與消費者之間的溝通過程，絕非一簡單的行銷動作；而整合行銷傳播亦是一種行銷溝通企劃的概念，須透過通盤企劃帶來附加價值，利用各種傳播方式以提供傳播的清晰性與一致性，並提高行銷計畫的影響力。

Shimp

Shimp（2000）指出，由行銷組合所組成的行銷傳播的重要性近年來逐年增加，而行銷就是傳播，傳播亦即行銷。行銷活動的主要形式包含了：廣告、銷售人員、購買點展示、產品包裝、DM、免費贈品、折價券、公關稿以及其他各種傳播戰略。Shimp將傳統行銷組合4P中的促銷（Promotion）概念擴展成「行銷傳播」（Marketing Communication），並指出品牌須利用整合行銷傳播以建立與顧客（患者）共享意義與交換的價值。

▌學者對於整合行銷溝通之定義

學者	定義
美國4A廣告協會（1989）	確認一份完整透澈的傳播計畫有其附加價值存在，這份計畫應評估不同的傳播工具在策略思考中所扮演的角色。
Duncan（1993）	整合行銷傳播是策略性地控制、影響所有相關的訊息，鼓勵企業組織與消費者及利益關係人的雙向對話，藉以創造互惠關係。（Duncan and Caywood, 1993）
Schultz（1993）	由外而內（Outside-in）的概念。整合行銷溝通是將所有產品（自費醫療項目）與服務的相關訊息來源加以管理的過程，使顧客（患者）及消費者（潛在患者）接觸統合的資訊，並產生購買（就醫）行為，以維持消費者忠誠度。
Medill（1993）	整合行銷傳播是發展一種長期對顧客（患者）及消費者（潛在患者）執行不同形式的說服性傳播計畫的過程，其目標是要直接影響所選定之傳播閱聽眾的行為，並以此作為未來訊息傳遞的潛在通路。
Percy（1997）	主張整合行銷傳播是一種與消費者之間的溝通過程，絕非一簡單的行銷動作；而整合行銷傳播亦是一種行銷溝通企劃的概念，須透過通盤企劃帶來附加價值，利用各種傳播方式以提供傳播的清晰性與一致性，並提高行銷計畫的影響力。
Shimp（2000）	將傳統行銷組合4P中的促銷（Promotion）概念擴展成「行銷傳播」（Marketing Communication），並指出品牌須利用整合行銷傳播以建立與顧客（患者）共享意義與交換的價值。

Unit 4-2 整合行銷溝通傳播意義

整合行銷（IMC）最重要的意義有以下五點：

1. 不依靠單一的整合行銷工具

在線上、線下媒體科技的發展，以及分眾媒體趨勢下，閱聽眾（利益關係人）已被切割為N合群體。因此，醫療院所的自費醫療項目與醫療服務要能快速觸及到目標市場（分眾市場），或更快速提升自費醫療項目的知名度，以及更全面性提升自費醫療績效。整合行銷溝通傳播，不能只依靠單一的整合行銷工具。

2. 因應患者需求不同組合搭配運用 IMC

隨著患者自費醫療需求不同的分眾市場，組合不同的整合行銷工具操作與媒體操作是重要的策略，因為必須透過有系統、有順序、有步驟、有階段性及完整的整合行銷溝通傳播組合，才會使醫療院所的自費醫療項目或是醫療服務，能迅速有效的提高品牌知名度、喜好度、選擇度、忠誠度及NP就診量、OP回診率、總診量。

3. 創造綜效

整合行銷溝通（IMC）的目的，是為了創造更大的整合行銷綜效（Synergy）。如果沒有整合而只有單一性，就絕不會有綜效可言。

如果能夠整合出「一致性、全面性」的品牌、廣告、公關、事件、議題、促銷、直效行銷、媒體、網路等，則必然可以對自費醫療的整合行銷結果，創造出更大、更正面的綜效。

4. 一致性的品牌議題

整合行銷溝通傳播從原始設計，執行過程、到最終的印象感受，都是希望傳達出自費醫療品牌的獨特性的訊息，且是具有一致性的強烈訊息，而不是過度發散、不聚焦、混淆不清或將利益關係人的視覺或心理感受複雜化的訊息。

透過具獨特性及一致性的品牌訊息，讓利益關係人（患者、潛在患者）進而認識、了解及認同自費醫療項目的品牌、形象及醫療院所品牌形象。

5. 達成自費醫療項目績效目標

在同業激烈競爭以及在市場景氣低迷中，整合行銷（IMC）最終還是要面對績效考核，那就是要如何達成年度預定的各種自費醫療項目績效目標。

整合行銷溝通傳播意義

整合行銷溝通傳播意義

- 不傳承單一的整合行銷工具
- 因應患者要求不同組合搭配運用IMC
- 創造綜效
- 一致性的品牌議題
- 達成自費醫療項目績效目標

Unit 4-3 整合行銷特性

整合行銷（IMC）的特性

1. Schultz（1993）認為整合行銷溝通傳播應以顧客（患者）為優先，其有下列特性：

   (1) 以消費者為中心：整合行銷必須以消費者（患者）為發想的出發點，思考出整合行銷溝通的議題主軸。

   (2) 重視資料庫行銷：善用大數據資料庫分析，找出分眾市場，並從中找出整合行銷訴求予以進行整合行銷溝通。

   (3) 建立關係行銷：自費醫療是一種極重視需要，經由關係（OP介紹NP）的行銷。

   (4) 整合行銷策略與傳播策略：沒有策略，一切都將沒有任何效益可言。唯有對的極致行銷策略，才能達到整合行銷的綜效。

   (5) 消費者態度並不等於購買行為：需要經由極度行銷來強化患者信念（信任關係），才能促成就醫（購買）行為。

2. Duncan（1993）認為整合行銷傳播的基本概念是「綜效」，企業（醫療院所）必須結合資料庫與行銷公關，並對企業（醫療院所）管理階層做全面溝通，以達到最大綜效。

3. Philip Kotler（2002）指出：「整合行銷溝通傳播是從接收者（利益關係人）的觀點，探討整體行銷過程的一種方式。」落實整合行銷傳播的主要優點，包括可以產出更多一致性的訊息及提高自費醫療績效，因此賦予自費醫療行銷企劃部門職責，予以整合醫療院所各種自費醫療項目的行銷活動，以產出醫療院所一致性的自費醫療品牌形象與溝通訊息，以及可以在正確時間與正確地點，用正確整合行銷溝通訊息來接觸正確利益關係人。

4. 藍新堯（2019）

   (1) 以患者為中心：自費醫療非醫保或是健保，更需以患者為中心，以患者醫療需求為導向為前題。

   (2) 整合行銷策略：一切都來自於有完善的患者經驗管理系統（CEM），從中找出潛在患者或是既有患者的自費醫療需求，找出精確自費醫療需求，才能擬定出精準的整合行銷策略。

   (3) CEM患者經驗管理：患者經驗管理（CEM）才是最好的擬定整合行銷策略及整合行銷工具的依據來源，一切都從患者經驗來發想。

   (4) 善用對的整合行銷工具：眾多的整合行銷工具，必須因應不同分眾市場的自費醫療需求，進行整合行銷工具的組合到執行。

   (5) 績效與綜效：整合行銷就是希望藉由全面的思想及運作，來提高自費醫療項目的績效，更重要的是整合行銷的綜效。

▎Schultz 整合行銷特性

以消費者為中心

重視資料庫行銷

關係行銷

整合行銷策略與傳播策略

消費者態度不等於購買行為

▎藍新堯整合行銷特性

以患者為中心，需求為導向

整合行銷策略

患者經驗管理CEM

善用整合行銷工具

績效與綜效

Unit 4-4 整合行銷執行

整合行銷傳播的執行

Duncan 的 IMC 執行四層級

Duncan（1993）在科羅拉多大學針對整合行銷傳播內容特性，歸納出下列四層次：

1. 形象統一（Unified Image）
2. 訊息一致（Consistent Voice）
3. 良好傾聽者（Good Listener）
4. 世界公民（World-Class Citizen）：注重社會、環境意識，明確組織文化，使組織不僅與各利益關係人建立關係，同時也建立更廣泛的社區關係，成為好鄰居、世界公民。

Thorson 和 Moore 的執行同心圓

Thorson和Moore（1996）也提出一個多層次的架構，這個架構像是同心圓，企業不斷累積實行經驗，從中心的「知覺階段」向外擴張，直到最外圍的「關係管理整合」階段，共七階段，必須注意到某一階段並非優於另一個階段。其七個階段的概念略述如下：(1)對整合認知、(2)形象整合、(3)功能整合、(4)協調整合、(5)消費者為主的整合、(6)利益關係人為主整合，(7)關係管理的整合。

Nowak 和 Phelps 的執行觀點

根據G. J. Nowak以及Joseph Phelps（1994）所提出整合行銷傳播的架構，協調一致性的整合行銷傳播，雖然主要可分為形象與行為兩面向來進行，但是，最重要的部分就是建立行銷資料庫，這個資料庫可以運用在三個領域的行銷溝通傳播策略：市場、訊息以及媒體。

Larry Percy 的執行觀點

Larry Percy（王鏑、洪敏莉譯，2000）指出在執行中「一致性訊息」的重要性，他強調在整合行銷溝通傳播企劃時，如何從各種不同形式的行銷溝通傳播工作中，找出一致性的創意要旨，確認每個環節的運作，均遵循這些一致性創意要旨，確實相當困難。

Percy以流程圖的方式，完整呈現整個執行過程。

▍整合行銷溝通傳播實施層級

Thorson和Moore的執行同心圓

7. 關係管理的整合
6. 利益關係人為主的整合
5. 消費者為主的整合
4. 協調整合
3. 功能整合
2. 形象整合
1. 對整合認知
知覺階級

Nowak和Phelps的執行觀點

整合宣傳

行銷資料庫

公關 / 品牌廣告

銷售策略 訊息策略 媒體策略

顧客宣傳 / 直接廣告

形象導向

行為導向

一致性行銷傳播活動

Unit 4-5 整合行銷不是萬能

整合行銷不是萬能，但是最好的自費醫療行銷思維與工具。眾多學者就整合行銷不是萬能，提出不同的見解如下：

Schultz（1993）的觀點

認為整合行銷傳播無法被企業妥善運用，是因為組織認為本身已整合、難以克服過去的行銷經驗、員工害怕整合行銷傳播必須放棄部分權力、水平傳播的缺乏及現行急於讓決策層降低的管理方式，和必須著重高層參與的整合行銷傳播相違背。

祝鳳岡（1996）的觀點

指出傳播界、廣告界及廣告主在認知實行整合行銷傳播上面臨以下問題：

1. 認知不清：對整合行銷傳播的意義，以及高層次的世界公民思想認知不清。
2. 行銷整合不充分：在概念整合、過程整合、組織整合及傳播溝通整合上做得不充分。
3. 本位主義作祟：由於對整合行銷傳播的了解淺薄、混淆不清，以及片面的了解，加上各自為政的思考模式，造成執行面上的斷層及錯誤，影響了綜效的產生。
4. 資料庫建立不足：整合行銷傳播成功的基礎在於擁有一個完整之行銷資料庫。資料庫無法健全，則容易影響整合行銷傳播的績效。

5. 人才缺乏：整合行銷傳播人才的缺乏，造成了推廣整合行銷傳播的瓶頸。

Yarbrough（1996）的觀點

認為整合行銷傳播執行上的障礙，除了組織結構的問題，還包括缺乏專家認知、行銷預算有限及缺少管理上的認同。

Percy（2000）的觀點

認為在執行整合行銷傳播過程中，確實存在一些潛在的障礙，這些障礙雖然存在於組織日常的運作，但仍然有克服的方法。

藍新堯（2019）的觀點

整合行銷（IMC）是一種協助自費醫療在行銷時的系統性思考與工具，如果「沒有高層的支持、沒有好的策略分析（3C的IMC分析）、沒有好的策略規劃（3C的IMC策略規劃）、沒有全員參與、沒有好的執行力」，整合行銷就成了紙上談兵，萬萬不能。

要解決整合行銷溝通傳播問題，有四個必要因素：(1)必須由上往下開展、(2)患者為中心需求為導向的整合行銷、(3)必須要有競爭優勢、(4)必須中央控制。

推行整合行銷傳播的潛在障礙

過去	未來
決策制定架構	▶ 縱向的組織架構阻礙橫向的功能性合作 ▶ 行銷傳播部門往往位於行銷組織中的較低階層 ▶ 太多的專業人員各行其事 ▶ 組織中的行銷傳播訊息未被充分了解 ▶ 財務考量重於消費考量 ▶ 僵硬的組織文化
對整合行銷傳播的認知	▶ 對整合行銷傳播內容缺乏共識 ▶ 其他行銷傳播專業人員不了解整合行銷傳播 ▶ 對於負責主導的負責人進行整合行銷傳播感到恐懼
報償	▶ 缺乏對預算的控制權，使得專業人員擔心處於弱勢 ▶ 個人報酬與專業人員特定的行銷傳播型態密切相關，而非與整體企劃有關
行銷趨勢	▶ 自認組織早已使用整合行銷傳播 ▶ 組織內、廣告商及供應商均缺乏人力資源 ▶ 認為採行利基行銷及小眾行銷時，無須運用整合行銷傳播

祝鳳岡：IMC執行的問題點

藍新堯：IMC落實的問題點

Unit 4-6 整合行銷溝通模式

一個成功整合行銷（IMC）溝通模式，應該考慮到九件事情：

1. 利益關係人分析

怎麼維繫既有患者（OP）？怎麼開拓新患者（NP）？怎麼建立其他利益關係人？怎麼堅定落實以患者為中心需求為導向？怎麼建置CEM及CRM系統？

2. SWOT 分析與策略

在現在及未來的市場環境變化中，商機與威脅是什麼？現在及未來的主要競爭對手或競品（自費醫療項目），充分掌握了嗎？目前在整合行銷策略及操作方面，到底有哪些優與劣？要如何改變呢？

3. IMC 定位及差異化 USP

IMC操作所面對的定位、差異化、獨特點、獨特訴求是什麼？會是有效的嗎？

4. IMC 目標

IMC溝通傳播的目標？行銷推廣的目標？什麼是優先主目標？什麼是次優先目標？

5. IMC 預算

對IMC給多少預算？在限定的預算中，應該採取什麼有效的IMC策略呢？誰應負責專案的統籌規劃與執行？

6. IMC 操作具體企劃

應該推出哪些具有綜效或是比較優先執行的整合型行銷活動操作計畫？應在上述有限的預算內及IMC策略下，去思考及提案操作哪些行銷與推廣活動？

7. IMC 執行力

執行力決定了IMC成功與否，落實當責管理，才能有有效的執行力成效。

8. IMC 綜效

檢討所花的錢是否達到原先預定的數據目標，若否，為什麼沒達成？如何調整改變及因應？

9. IMC ROI

定期檢視過去一段時間在操作IMC上，所付出的一切人力、財力及物力，到底有沒有得到投資報酬率（即ROI）？為什麼有？為什麼沒有？背後的因素是什麼？

整合行銷溝通模式

- 利益關係人分析
- SWOT 分析與策略
- IMC 定位與差異化 USP
- IMC 目標
- IMC 預算
- IMC 具體企劃
- IMC 執行力
- IMC 績效
- IMC ROI

Unit 4-7 整合行銷整合力

　　整合行銷（IMC）在12項的整合力中，需要不定期檢視及評估，並找出弱點，予以強化。

1. **Product**：產品力（自費醫療項目）夠強嗎？能夠滿足患者（NP、OP）嗎？能有特色嗎？有物超所值嗎？與主要、次要競爭者品牌的差異在哪裡？

2. **Place**：通路力夠廣夠深嗎？能夠滿足患者的便利性嗎？

3. **Price**：我們的自費醫療項目定價是否在患者可接受的範圍？是否有物超所值？是否比主要、次要競爭者的品牌價格更合理？

4. **Promotion**：廣告與促銷力。是否有適度的廣告預算？是否有每月或節慶促銷回饋活動呢？

5. **PR**：與各大電子、平面、廣播等媒體的關係為何？有優於競爭對手嗎？有對包括我方醫療院所及品牌做有利的、高頻率、大篇幅的報導及見稿嗎？

6. **Physical Environment**：我們診所的典範診所、直營診所、加盟診所、服務現場、診所內（診間、大廳）等所呈現出來的裝潢、設計、動線、色彩、面積大小、清潔、精緻、品質、燈光、音樂等，是否讓患者感受良好？

7. **Processing**：指診所現場服務流程是否具有相當標準化（SOP）、一致性、優質、快速及有效率的一種實質體會？

8. **Professional Sales**：專業的自費醫療諮詢團隊是否優於競爭對手？是否不斷檢測自費醫療諮詢團隊的編組、人員數量及人員素質與能力的合宜性及競爭力？

9. **Service**：自費醫療售前、售中及售後，各項服務的機制、制度、流程、人員等之品質、效率及速度等，是否讓患者滿意？是否真的做到「頂級服務」？

10. **CEM**：善用患者經驗來服務患者，從中建立影響力中心，有助於患者關係管理與經營。

11. **CRM**：在患者關係經營管理做了哪些具體、有效，讓患者感受到是客製化、專業化、價值化、服務化、優先化等感受與口碑？

12. **CSR**：自費醫療整合行銷不能讓利益關係人感受到「唯利是圖」，而是「取之社會，用之於社會」，以「愛心、關懷、捐助、贊助各種文教、藝術、弱勢族群」等回饋社會。

整合行銷整合力

產品力（自費醫療項目）

通路力

定價力

推廣力

公關力

環境力

流程力

諮詢力

財務力

患者經驗力

患者關係力

社會力

Unit 4-8 整合行銷效益評估

整合行銷效益評估，又可從二大面向分析：

企劃面

1. **利益關係人導向**：以利益關係人為導向的整合行銷，才能提升效益。
2. **資料庫的使用效率**：整合行銷要善用資料庫的分析、規劃、執行，將更有效益。
3. **策略性規劃行銷企劃流程**：要用策略性思維來規劃整合行銷，才會更有效益。
4. **高層支持**：高層愈支持，效益愈高。

執行面

1. **部門協調性**：跨部門的溝通協調性好，效益就會好。
2. **溝通訊息一致**：對外對內的溝通訊息要一致，才會有效。
3. **預算分配合理性**：整合行銷工具的預算分配，要依需求來分配。
4. **IMC工具之互補性**：整合行銷工具要系統性的應用與互補，才會有綜效。
5. **溝通程度**：有效的溝通，才會有效率。

整合行銷「效益」分為「有形」效益及「無形」效益二種。

有形效益

整合行銷的「有形效益」有：

1. **NP、OP就診量（率）及總診量**：整合行銷最直接的有形效益來自於新患者（NP）的就診量、舊患者（OP）回診量及總診量。
2. **患者滿意度**：經由整合行銷，讓患者可以更深層的認識及了解自費醫療

（院所）與服務的價值，使患者滿意度藉此提升。

3. **品牌知名度**：整合行銷可更聚焦在自費醫療品牌知名度的推廣。
4. **績效成長**：整合行銷可以使得自費醫療的績效及行銷績效成長。
5. **獲利成長率**：當績效成長時，亦會使得自費醫療的獲利成長率提升。
6. **預算達成率**：除了獲利成長率外，整合行銷的預算達成率也會隨之提升。
7. **患者抱怨率**：整合行銷有助於降低患者的抱怨率。
8. **獲獎與正評**：整合行銷可著墨在公益行銷，促使在公益領域獲獎及得到正面評價。
9. **媒體曝光率**：整合行銷在議題操作上具新聞（議題）點時，媒體曝光率也會隨之提高。
10. **上新聞次數與秒數**：整合行銷在新聞議題操作得好，除了媒體曝光率提高外，上各家新聞台的次數及受訪的秒數都會提高。

無形效益

整合行銷的「無形效益」有：

1. **品牌形象**：整合行銷做得好，品牌的形象也會隨之提升。
2. **品牌口碑**：整合行銷做得好，會促使品牌的口碑傳開來。
3. **利益關係人的關係強度**：整合行銷可以使利益關係人的關係黏著度及強度都提高。
4. **推薦影響力中心**：整合行銷除了會傳開口碑外，也會藉此建立好的推薦影響力中心。

▌整合行銷「效益」項目

整合行銷「效益」項目

有形
- 績效成長
- NO、OP 就診量（率）
- 品牌知名度
- 患者滿意度
- 獲利成長率
- 預算達成率
- 患者抱怨率
- 獲獎與正評
- 媒體曝光率
- 上新聞次數與秒數

無形
- 品牌形象
- 品牌口碑
- 利益關係人關係強度
- 推薦影響力中心

自費醫療
整合行銷溝通

5

Unit 5-1 自費醫療整合行銷溝通本質與目的

在社會保險（健保、醫保）下的醫療模式，多數是因患者有疾病到醫療院所就診，不會著重醫療行銷及其行銷溝通，只著重醫治患者的疾病；但隨著經濟條件富裕，自費醫療的興起，患者期望有更好的醫療及服務時，醫療院所便需要更著重自費醫療行銷，更需要知道如何與利益關係人進行醫療行銷溝通。

自費醫療整合行銷溝通本質

「溝通（IMC的C）」是一種「傳達」與「了解」的過程；即是甲方將資訊觀念傳達給乙方，而使乙方能夠加以了解。溝通係個人或團體相互間交換訊息的歷程，以建立共識、協調行動、集思廣益或滿足需求，進而達成預期目標，因此，溝通包括三要點：⑴溝通是「交換訊息」的歷程；⑵溝通之雙方為「個人或團體」；⑶溝通有其「目標或目的」。

醫療行銷溝通的本質，在於和「利益關係人」進行「互利」的資訊交流，讓利益關係人經由行銷溝通，得以獲得更多價值。

醫療整合行銷溝通重點

自費醫療整合行銷之所以會被重視，是來自於就醫需求不同，如自費醫療即是希望獲得更好、更高品質的醫療及服務。醫療行銷要成功有效，需看醫療行銷溝通有沒有做到位，因此在醫療行銷溝通上有四個重點：

1. **能見度**：經由不同醫療行銷媒介與渠道的醫療行銷溝通，可讓醫療院所有更高「能見度」。

2. **可信度**：與利益關係人之間互信、客觀的醫療行銷溝通，可讓醫療院所有更高「可信度」。

3. **吸引力**：以利益關係人為中心且應用有創意的醫療行銷溝通，可讓醫療院所更具「吸引力」。

4 **影響力**：以滿足患者需求為導向的醫療行銷溝通，可讓醫療院所更具「影響力」。

自費醫療整合行銷溝通目的

醫療不同於一般消費行為，自費醫療更是被賦予高度醫療、人性、關懷使命的期待。因此，在自費醫療整合行銷溝通時，更需嚴謹且符合醫療及相關法律等規範，主要的醫療行銷溝通目的有：

1. **建立知曉（Create Awareness）**：讓更多的社會大眾了解醫療院所的價值所在。

2. **刺激需求（Stimulate Demand）**：先滿足潛性需求，再刺激誘發隱性需求轉成潛性需求。

3. **找出新患者（Identify NP）**：讓更多的社會大眾轉而成為醫療院所的NP。

4. **維持患者忠誠度（Retain Loyal Customers）**：為患者創造價值，讓患者更有忠誠度。

5. **塑造定位（Positioning）**：經由醫療行銷溝通，以形塑醫療院所在醫療專業領域（項目）的定位，及在自費醫療品牌經營的定位。

做好自費醫療整合行銷溝通，才能達到自費醫療整合行銷的目的。

▎自費醫療整合行銷溝通重點

▎自費醫療整合行銷溝通目的

▎自費醫療整合行銷溝通需解決三個問題

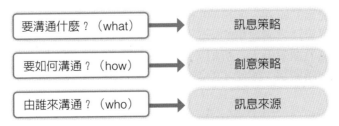

Unit 5-2 自費醫療整合行銷溝通要素、模式、步驟

醫療行銷要有成效，必須先了解醫療行銷溝通的要素、模式、步驟。

自費醫療整合行銷溝通的七要素

1. **溝通的傳送者**：即是醫療行銷溝通的源頭（醫療行銷企劃部門），當發出傳送的訊息愈具體明確，溝通的效果就會愈好。
2. **編碼**：在傳送前，將要傳送的訊息轉化成接收者可理解的訊息。
3. **訊息媒介**：不論是用口語或文字傳達，其所經歷的管道稱為媒介。
4. **解碼**：接收者經媒體接收到訊息後，轉化為具體的意義。
5. **訊息的接收者**：指接收到訊息的人。
6. **回饋**：接收並經了解訊息內容後，接收者對傳送者所做的反應或回送訊息。
7. **噪音或雜訊**：在過程中，可能隨時出現各種干擾。

此七個要素將醫療行銷溝通串聯起來形成一個迴路，醫療行銷溝通品質要好，就視此迴路是否暢通。

自費醫療整合行銷溝通模式

醫療行銷溝通模式，意指將醫療行銷溝通七要素串聯成一個迴路，稱之為「醫療行銷溝通模式」。在此模式中，必須掌握每個要素的特性、所扮演的角色及其價值。更需注意溝通中的噪音或雜訊，這都會讓溝通效果大打折扣，另外，必須做好回饋機制，如此才能進行修正及改善。

自費醫療整合行銷溝通步驟

1. **確認目標聽眾**：不同的聽眾，會有不同的醫療行銷訴求。因此，在進行醫療行銷溝通前，需就醫療行銷訴求，確認出主要的目標聽眾是誰？
2. **自費醫療整合行銷目標**：每次醫療行銷溝通，只是為了達成一個主要的醫療行銷目標。
3. **明確溝通訊息**：確認行銷目標後，需為了達成此目標，將要傳送的醫療行銷溝通訊息，做最有效且明確化的彙整。
4. **選擇溝通媒介**：依醫療行銷溝通聽眾、行銷目標、溝通訊息等不同，所選擇的溝通媒介也會不同。不同的媒介可以達到不同的溝通效果。
5. **決定溝通組合**：溝通模式，可分為拉式溝通及推式溝通。因此，需依醫療行銷溝通聽眾、行銷目標、溝通訊息的不同，選擇最佳的溝通組合。
6. **溝通效果評估**：任何的醫療行銷溝通，都是期望可以達到當初所設立的目標，在進行醫療行銷溝通後，需就成效進行評估，並將此評估結果，作為後續醫療行銷溝通之改善方案。

自費醫療行銷，是在因應自費醫療需求而起，要達到有效的醫療行銷溝通，就必須知道「七大要素」的功能、醫療行銷溝通模式的價值所在，以及自費醫療行銷溝通的「六大步驟」環節。

▌自費醫療整合行銷溝通模式

▌有效自費醫療整合行銷溝通步驟

Unit 5-3 自費醫療整合行銷溝通工具（MIMC：Medical Integrated Marketing Communications）

隨著社會風氣開放，對審美的要求更高，可支配經濟所得變多，對自費醫療品質及服務的需求增加，醫療行銷也隨之盛行。因應不同的自費醫療需求，醫療行銷溝通工具也隨之不同，在眾多的醫療行銷溝通工具中，哪一種溝通工具適合？哪一種溝通工具不適合？先了解醫療行銷溝通工具，才知道如何選擇。

自費醫療整合行銷溝通工具（MIMC）

主要有：廣告（Advertising）、公共關係（Public Relations）、直效行銷（Direct Marketing）、口碑行銷（Word-of-mouth Marketing）、人員銷售（Personal Selling）、推廣（Promotion）等，每一種工具都有其獨特性與成本。

1. **醫療廣告**：指以付費方式在廣告媒體上對醫療療程、服務特色、理念、政策等做陳述和推廣。廣告的特性與形式為廣告具有可多次重複某一訊息、可生動地表達的特性。可用的廣告媒體包括報紙、雜誌、海報、電視、電話、收音機、手機、戶外看板、手冊、網際網路（Web、FB）及各種資訊平臺等。

2. **醫療公關**：是指用來宣揚或保護醫療院所的形象及其醫療服務方案，用來建立和強化與公眾的良好關係。醫療公關具有高可信度、能接觸到不想碰到銷售人員或廣告的人等特性。如：醫療出版品、記者會、公共報導、週年慶、健康講座、醫療研討會、義診贊助活動等公關工具。

3. **直效行銷**：指使用直接郵件（DM）、型錄、傳真、電話、電視、電子郵件、部落格（blogs）或網站等，直接和特定閱聽眾進行醫療行銷溝通，引發回應或對話。醫療直效行銷具有客製化、溝通的訊息可快速更新及可與特定對象互動等特性。

4. **口碑行銷**：是指經由既有獲得醫療價值或好評的人，向閱聽眾做人與人的口頭、書面或電子溝通。醫療口碑行銷具有高度的可信性、可與人做親密互動、和感興趣的個人對話等特性，包括傳統口碑和網路口碑。

5. **人員諮詢（銷售）**：指諮詢師為了陳述醫療服務、回答問題與爭取支持的目的，而與閱聽眾做面對面的互動。人員諮詢（銷售）具有可與人立即互動、可培養人際關係等特性。

6. **推廣**：推廣是指鼓勵或誘導閱聽眾去採用某一醫療療程、醫療服務誘因。推廣具有可引起注意、提供誘因以及可請人立即行動等特性。

整合性醫療行銷溝通工具（MIMC），是藉由不同的整合性醫療行銷工具來達成醫療行銷溝通的目的。在眾多的整合性醫療行銷工具中，需依醫療及相關法律及規範而定。

整合性自費醫療行銷溝通工具（MIMC）

自費醫療行銷溝通工具（MIMC）

溝通方式	溝通工具
醫療廣告	海報、雜誌、報紙、電視、收音機、戶外看板、網路
醫療公關	記者會、社區公關、研討會、健檢、義診
直效行銷	郵寄健康資訊、電子郵件、官網
口碑行銷	傳統口碑面對面口耳相傳、網路口碑行銷
人員銷售	諮詢師
推廣	健檢活動推廣

Unit 5-4 自費醫療整合行銷溝通的醫療法限制

醫療行銷溝通，不論在任何國家或地區，都一定要先了解該國或當地對於醫療院所經營相關的法律及規範。

臺灣醫療整合行銷溝通的法律限制

臺灣醫療產業受高度的管制，與自費醫療整合行銷溝通有關的法律規範有「醫療法、醫事法、消費者保護法、公平交易法、刑法、民法」等。

涉及不當醫療行銷廣告

在醫療法範疇下，因過度競爭，同業為求生存，常有涉及不當的醫療法相關規定行為發生，最常發生觸法的不當醫療行銷廣告有：

1. **由非醫療院所從事醫療廣告**：醫療院所與團購業者合作，由團購業者刊登醫療廣告，可能違反醫療法第84條「非醫療機構，不得為醫療廣告」之規定。

2. **不當招攬醫療業務**：醫療院所為了達到在電視（連續劇、談話性節目、購物臺）置入性行銷效果，藉新聞媒體採訪，參加節目錄音、錄影或召開記者會等方式，暗示或影射以招徠醫療業務或為不實宣傳。

3. **誇大其詞**：為招徠醫療業務，刻意強調「國內首例」、「全臺灣第一例」、「診治病例最多」、「全國或全世界第幾臺機器」等用語。

4. **號稱病例數**：在未累積相當病例數，以生物統計學或流行病學方法分析，或未將研究結果先行發表於國內、外醫學會前，即以醫學研究名義發表。為迎合窺視心理、譁眾取寵、提高新聞曝光率或招徠醫療業務，而發布特殊個案病例。

5. **宣稱療效**：對外宣稱醫療效果，或宣稱未經核准之人體試驗或結果。

6. **網路線上諮詢問診廣告**：在官網或是在相關網路平臺（FB、部落格）進行醫療Q&A、醫療諮詢、線上問診給醫囑等。

7. **寄送醫療刊物**：院內刊物，若對外寄送，也可依內容有無涉及招攬醫療業務而處罰，但院內刊物若未對外寄送，則不視為醫療廣告。

8. **刊載促銷優惠等內容**：刊載「門診新開幕，前10名患者贈送禮物」等內容，即有違法之虞。

這些不當的醫療行銷廣告的做法，都會涉及醫療法相關規定。除可能會受罰外，還可能對醫療院所好不容易經營的品牌，產生負面的影響。

▎不當自費醫療整合行銷廣告類型

① 非醫療機構的醫療行銷廣告

② 不當招攬醫療業務

③ 誇大其詞

④ 號稱病例數

⑤ 宣稱療效

⑥ 線上問診廣告

⑦ 院外寄發商業化醫療刊物

⑧ 刊載促銷優惠

▎臺灣醫療法

醫療法第五章：醫療廣告	
第84條 （醫療廣告主體限制）	非醫療機構，不得為醫療廣告。
第85條 （醫療廣告之內容）	醫療廣告，其內容以下列事項為限： 1.醫療機構之名稱、開業執照字號、地址、電話及交通路線。 2.醫師之姓名、性別、學歷、經歷及其醫師、專科醫師證書字號。 3.全民健康保險及其他非商業性保險之特約醫院、診所字樣。 4.診療科別及診療時間。 5.開業、歇業、停業、復業、遷移及其年、月、日。 6.其他經中央主管機關公告容許登載或播放事項。 利用廣播、電視之醫療廣告，在前項內容範圍內，得以口語化方式為之。但應先經所在地直轄市或縣（市）主管機關核准。 醫療機構以網際網路提供之資訊，除有第一百零三條第二項各款所定情形外，不受第一項所定內容範圍之限制，其管理辦法由中央主管機關定之。
第86條 （醫療廣告方式之禁止）	1.假借他人名義為宣傳。 2.利用出售或贈與醫療刊物為宣傳。 3.以公開祖傳秘方或公開答問為宣傳。 4.摘錄醫學刊物內容為宣傳。 5.藉採訪或報導為宣傳。 6.與違反前條規定內容之廣告聯合或並排為宣傳。 7.以其他不正當方式為宣傳。
第87條 （醫療廣告之擬制）	廣告內容暗示或影射醫療業務者，視為醫療廣告。 醫學新知或研究報告之發表、病人衛生教育、學術性刊物，未涉及招徠醫療業務者，不視為醫療廣告。

Unit 5-5 自費醫療整合行銷的法律關係

醫療院所為了發展自費醫療，紛紛設立「醫療行銷部門」，也開始大量應用醫療行銷來吸引患者就醫回診，但在不知悉醫療法、刑法、民法、消保法等相關法律及法規下，為招攬而觸法的風險大為提高，不僅要罰款，更嚴重的是損及醫療院所品牌、形象。

醫療行銷與刑法、民法、消保法、公平交易法的關係

醫療院所為跨足自費醫療市場，無不大量應用醫療行銷工具，如透過電視廣告、連續劇置入行銷、談話性節目等，還有官網、臉書、部落格、關鍵字廣告、網站優化等，皆被應用在招攬患者。

在過度競爭下，有愈來愈多的醫療院所在自費醫療市場，透過團購、折扣、送禮品等方式行銷，如「單次療程85折優惠」、「療程買10送2」，都是常見「不當」的醫療廣告手法。

民眾在自行尋找醫療院所時，往往都是參考醫療院所的廣告，但廣告內容如診所之器材、療效，都有可能誇大不實，而涉及刑法、消保法及公平交易法。

1. **醫療廣告與刑法**：如廣告過於誇張，例如，購買單次療程，功效卻更勝十次療程，就有可能觸犯刑法之詐欺罪。

2. **醫療廣告與消保法、民法**：消保法第22條要求業者（醫療院所）應確保廣告內容之真實，其對消費者所負之義務不得低於廣告之內容，又第23條則是關於媒體經營者之連帶責任，若廣告內容為不實，刊登廣告之媒體在明知或可得而知的情況下，必須與業者（醫療院所）負連帶賠償責任。

3. **醫療廣告與公平法**：依公平交易法第21條第4項規定，廣告代理業在明知或可得知情形下，仍製作或設計有引人錯誤之廣告，與廣告主（醫療院所）負連帶損害賠償責任。廣告業在明知或可得知其所傳播或刊載之廣告有引人錯誤之虞，仍予傳播或刊載，亦與廣告主（醫療院所）負連帶損害賠償責任。

自費醫療整合行銷的前題在不觸法

民眾若因醫療院所的不實廣告而權益受損害時，業者（醫療院所、廣告代理商、廣告媒體業）也需負相關的法律責任。

醫療院所在醫療行銷與廣告時，除務必注意「醫療法及醫療機構網路資訊管理辦法」之規定外，更需注意不實廣告應負的「醫療法、刑法、民法、消保法、公平交易法」之法律責任；醫療院所不應為了招攬，而應用不法的醫療行銷廣告，如此不僅會觸法，需負擔相關的法律責任，更會因此損及醫療院所品牌與負面形象。

▌對醫療行銷會有影響的法律

▌自費醫療整合行銷與法律關係

Unit 5-6 涉及不當自費醫療整合行銷廣告的罰責

臺灣為例

當醫療院所在從事自費醫療行銷時，更應謹慎了解當地醫療法相關規定，以免觸法。以臺灣為例，倘若有確認違反上述原則，都可被視為從事不當的醫療行銷廣告行為，而違反醫療法。

違反醫療法第85條、第86條時，可處5萬到25萬元罰鍰；若涉及宣傳性能力、墮胎、婦科整形者，還可處1個月以上、1年以下停業處分或撤銷開業執照、醫師證書。

在進行自費醫療行銷前，必須先行了解醫療法之醫療廣告及罰則的相關規定，將有助於醫療院所在從事自費醫療行銷時有所依循。

臺灣醫療法

在臺灣醫療院所經營自費醫療從事自費醫療行銷時，需關注醫療法第五章的相關規定：

醫療法第五章　醫療廣告
第84條（醫療廣告主體限制）
非醫療機構，不得為醫療廣告。

第85條（醫療廣告之內容）

醫療廣告，其內容以下列事項為限

1. 醫療機構之名稱、開業執照字號、地址、電話及交通路線。
2. 醫師之姓名、性別、學歷、經歷及其醫師、專科醫師證書字號。
3. 全民健康保險及其他非商業性保險之特約醫院、診所字樣。
4. 診療科別及診療時間。
5. 開業、歇業、停業、復業、遷移及其年、月、日。
6. 其他經中央主管機關公告容許登載或播放事項。

利用廣播、電視之醫療廣告，在前項內容範圍內，得以口語化方式為之。但應先經所在地直轄市或縣（市）主管機關核准。

醫療機構以網際網路提供之資訊，除有第一百零三條第二項各款所定情形外，不受第一項所定內容範圍之限制，其管理辦法由中央主管機關定之。

第86條（醫療廣告方式之禁止）

醫療廣告不得以下列方式為之

1. 假借他人名義為宣傳。
2. 利用出售或贈與醫療刊物為宣傳。
3. 以公開祖傳秘方或公開答問為宣傳。
4. 摘錄醫學刊物內容為宣傳。
5. 藉採訪或報導為宣傳。
6. 與違反前條規定內容之廣告聯合或並排為宣傳。
7. 以其他不正當方式為宣傳。

第87條（醫療廣告之擬制）

廣告內容暗示或影射醫療業務者，視為醫療廣告。

醫學新知或研究報告之發表、病人衛生教育、學術性刊物，未涉及招徠醫療業務者，不視為醫療廣告。

自費醫療整合行銷相關的法律

醫療法　　醫事法　　消保法

公交法　　刑法　　民法

臺灣不當醫療廣告的主要罰則（醫療法）

第 102 條	有下列情形之一者，處新臺幣一萬元以上五萬元以下罰鍰，並令限期改善；屆期未改善者，按次連續處罰： 一、違反第二十五條第一項、第二十六條、第二十七條第一項、第五十九條、第六十條第一項、第六十五條、第六十六條、第六十七條第一項、第三項、第六十八條、第七十條、第七十一條、第七十三條、第七十四條、第七十六條或第八十條第二項規定。 二、違反中央主管機關依第十二條第三項規定所定之設置標準。 三、違反中央主管機關依第十三條規定所定之管理辦法。 四、違反中央主管機關依第六十九條規定所定之辦法。 有下列情形之一，經依前項規定處罰並令限期改善；屆期未改善者，得處一個月以上一年以下停業處分： 一、違反第二十五條第一項或第六十六條規定者。 二、違反中央主管機關依第十二條第三項規定所定之設置標準者。 三、違反中央主管機關依第十三條規定所定之管理辦法者。 四、違反中央主管機關依第六十九條規定所定之辦法者。
第 104 條	違反第八十四條規定為醫療廣告者，處新臺幣五萬元以上二十五萬元以下罰鍰。

醫療產業分析

6

Unit 6-1 醫療產業環境分析的重要性

　　醫療產業隨著「醫療政策、經濟所得、社會保險、就醫意識」等因素的改變，已不再是供不應求的狀況，醫療院所的經營也需要進行醫療產業環境分析，唯有將環境分析好，才可知如何將有限的資源放在對的人、事、物上，也會有助於醫療行銷。

醫療產業環境分析

　　指對於會影響醫療院所經營的各種外在因素進行評估及分析。以系統性思考，適時提出因應對策，做出適應經營環境的動態抉擇，以提升醫療院所的經營，促進自費醫療發展。

醫療產業內、外部環境分析

　　與醫療產業經營有關的所有因素的總和。可以分為外部環境和內部環境兩大類。醫療產業外部環境是影響醫療院所生存和發展各種外部因素的總和；醫療產業內部環境，如醫療院所間的競爭關係因素的總和。

醫療產業外部環境特性

1. **波動性**：即外部環境經常發生變化且難以預測。
2. **差異性**：即外部環境對不同類型醫療院所的影響也會不相同。
3. **不可控性**：即外部環境的變化不受單一醫療院所的控制。

　　醫療產業外部環境又可分為宏觀環境及微觀環境。

宏觀環境六大要素

　　與醫療產業經營相關的「政治、經濟、社會、技術、環境、法律」，簡稱PESTEL。P為政治（Political）、E為經濟（Economic）、S為社會（Social）、T為技術（Technological）、E為環境（Environment）、L為法律（Law）。

微觀環境

　　醫療產業求生存與發展所處的具體環境，如市場需求、資源、競爭環境、競爭者狀況、患者、供應商及意見領導等多種因素，這些因素更直接影響醫療產業的經營與發展。

微觀環境三大要素

　　主要包括「市場需求、競爭環境、資源環境、競爭者狀況、患者、供應商及意見領導等多種因素」。其中又以下述三要素為重：

1. **市場需求**：患者或潛在患者向醫療院所提出的就醫需求，謂之市場需求。市場需求包括顯性需求和隱性需求。
2. **競爭環境**：包括競爭規模、競爭對手實力與數目、競爭激烈化程度等。具體競爭包括同業競爭、新進競爭者競爭、替代品競爭、供應者競爭等。
3. **資源環境**：資源是指醫療院所從事經營應投入的所有資源，包括人、財、物、技術、訊息、供應商等。

　　醫療行銷要做的好、要有效、要成功的首要之務，在於進行詳實的醫療產業環境分析，看似簡單，但要做到徹底且深入的分析，才能有助於醫療行銷策略與規劃的擬定。

▌醫療院所醫療行銷環境分析

▌醫療產業微觀環境分析

▌醫療產業外部環境特性

▌PESTEL 分析與對策

Unit 6-2 醫療產業宏觀環境 PESTEL 分析

醫療行銷前需進行醫療產業的宏觀環境分析，而醫療產業環境中的宏觀環境分析，首推應用「PESTEL」分析，又稱大環境分析，這是分析醫療產業宏觀環境的有效工具，不僅能分析外部環境，且能識別出對醫療產業有衝擊的作用力量。

PESTLE是調查醫療產業外部影響因素的方法，分述如下：

1. **政治（Political）因素**：醫療產業是一種高度受到政治及政策影響的產業，所謂的政治或政策因素，指的是對醫療院所經營過程中，具有實際與潛在影響的政治力量和有關的政策及法規因素。

2. **經濟（Economic）因素**：指醫療產業外部的經濟結構、產業布局、資源狀況、經濟發展、所得水平及未來的經濟走勢等，都將影響醫療院所的經營。在醫療給付，除了社會保險（醫保、健保）給付，商業保險給付外，已有愈來愈多是患者自行給付，此種經濟因素對醫療院所的經營，有其重大的影響。

3. **社會（Social）因素**：指社會歷史發展、文化傳統、價值觀念、教育程度及風俗習慣等因素，對醫療院所經營及發展的影響，如教育程度與審美觀都對於自費醫療有其直接且正面的影響。

4. **技術（Technological）因素**：意指醫療相關技術，不僅包括那些引起革命性醫療技術的發明，還包括與醫療院所經營相關的新技術、新醫材的出現和發展趨勢以及應用。如微創手術就是一種醫療技術的改進，此技術也縮短了手術時間及降低手術風險；又植牙的技術造就了可用性、耐用性及增長使用年限。

5. **環境（Environmental）因素**：醫療院所經營過程的活動、醫療、人員服務能與環境發生相互作用的要素，都將影響醫療院所經營。如訴求愛護自然，使用天然有機醫材的經營政策。因此，環保等因素都有助於醫療產業經營。

6. **法律（Law）因素**：與醫療產業經營有關的法律、法規和消費者法律意識等相關的法律因素，都會影響醫療產業的經營與發展。如開放性的醫療經營管理政策有助於醫療產業的國際競爭力，限縮社會保險政策也會對自費醫療有其助益，消費者保護法促使醫療院所必須採取更嚴謹的經營態度。

應用「PESTEL」分析可有效分析醫療院所在產業中所面臨的問題及處境。了解這些問題及處境將有助於醫療行銷的策略、規劃、執行。

▍醫療產業宏觀環境分析

▍3C與PESTEL分析

▍醫療產業環境影響與管理步驟

Unit 6-3 外部環境 PESTEL 分析模式──PES 分析

醫療院所要想經營的好，不是只靠社會（醫療）保險（申報健保給付），一定要對醫療院所自身所處的外部環境充分了解，不論是處在宏觀或微觀的環境中，都要進行相關的分析，唯有詳實分析，才能洞察先機，掌握環境脈動，有助醫療院所經營。

PESTEL 分析模式──PES 分析

在宏觀環境的分析中，以「PESTEL」分析為主，就「PESTEL」分析的前三個因素P、E、S的主要分析重點及注意事項有：

P：政治（Political）

指有哪些會影響和規範醫療院所經營的政治要素，以及其運行狀態。與醫療院所經營有直接關係的政治因素包含國家醫療政策及制度。在穩定的政治環境中，對醫療院所經營具有控制、調節作用，相同的政策法規會給不同的醫療院所帶來不同的機會或制約。

對醫療院所經營有影響的政治因素有：政府的管制和管制解除、政府採購政策和規模、特種關稅、特殊的地方及產業規定、政府的預算規模等。

E：經濟（Economic）

意指構成醫療院所生存和發展的經濟狀況及經濟政策。其中，重點分析的內容有宏觀經濟形勢、產業經濟環境、市場及其競爭狀況。醫療院所經營受到總體經濟的影響較小，自費醫療經營受到個體經濟因素的影響較大，如國民所得、物價指數、通貨膨脹等因素。所以經營需隨時關注政府相關部門公告的經濟指標及數據。

對醫療院所經營有影響的經濟因素：財政政策、可支配的收入水平、通膨、物價指數、進出口因素、該地區的收入、居民的消費趨向、消費差異等。

S：社會（Social）

指醫療院所受所處地區的社會結構、風俗習慣、宗教信仰、價值觀念、行為規範、生活方式、文化水平、人口規模與地理分布等因素的形成與變動影響。

社會環境對醫療院所的經營有著潛移默化的影響，如生活習慣、價值觀、審美觀都會影響醫療的需求；風俗習慣和宗教信仰，可能抵制或禁止醫療院所醫療行銷的進行；另外，該地區的人口規模與地理分布會影響相關自費醫療的需求等。

對醫療院所經營有影響的社會因素：醫療院所與醫藥、醫材產業間的特殊利益集團、國家和醫療市場的人口變化、生活方式、公眾道德觀念、對汙染的態度、社會責任、收入差距、價值觀、審美觀、對術後照顧的態度、地區性偏好評價等。

外部環境PESTEL分析 —— PES分析

經濟環境

Unit 6-4 外部環境 PESTEL 分析模式──TEL 分析

醫療院所在宏觀環境的「PESTEL」分析的後三個因素是T、E、L，這三個因素一樣會影響醫療院所在宏觀環境中的經營成效。

PESTEL 分析模式──TEL 分析

T：技術（Technological）

醫療院所經營受到相關先進的醫療技術影響重大。醫療技術（科技）的演進，使醫療院所得以用更先進的醫療技術，提供給患者「更安全、更精確、更省時」的醫療服務，如在急重症的微創手術、美容醫學的電波拉提、AI、3D列印在醫療中的應用、醫療APP軟體應用在術後照顧等。因此，醫療院所更需就醫療技術的研發投以更多的時間、預算、關注及分析醫療技術趨勢與應用。

技術因素包含：醫療院所在提供醫療及服務中使用了哪些技術？醫療院所的醫療技術水準和競爭對手相比如何？醫療院所的醫療技術對競爭的影響如何？醫療技術是否影響醫療院所的經營？

E：環境（Environmental）

指醫療院所在提供醫療服務時，與環境發生相互作用的關係。從自然因素方面分析，絕大多數的企業生產活動，不可避免地會產生破壞自然環境的問題。醫療院所在經營過程中，應訴求使用天然環保的醫材材質，以符合世界潮流並為自然環境盡一份心力。

環境因素有：醫療院所概況（數量、規模、結構、分布），可持續發展空間（氣候、能源、資源），全球醫療相關產業發展（模式、趨勢、影響），對非醫療產業環境影響（自然環境、道德標準）等。

L：法律（Law）

法律及法規對醫療院所在經營上，有其深遠的影響，醫療院所的經營，通常受到法律規範的高度保護、監督或限制。隨著醫療國際化所趨，醫療院所經營的相關法律及法規，都會隨之調整。因此，對於法律因素的分析，將有助於醫療院所掌握未來經營發展上相關的法律及法規方針。

法律因素包含：世界性公約，條款，基本法（憲法、民法），醫療法，醫師法，醫事法，勞基法，專利法，智財權，競業禁止，環境保護法，消費者權益保護法，公平交易法等。

在宏觀環境中，PESTEL六大因素的整體分析，對醫療院所經營雖非直接影響，但有助於醫療院所了解宏觀環境的發展趨勢，以及避免可能在經營上造成的不利影響。

因此，精確且有效的分析PESTEL相關因素，也是醫療院所從事醫療行銷成功的第一步。

▎外部環境PESTEL分析 ── TEL分析

▎環境的特性

Unit 6-5 醫療產業五力分析 ── 「供應商、患者」議價能力分析

醫療產業的微觀環境，如市場需求、競爭環境、資源、競爭者狀況、患者、供應商及意見領導等，其中「供應商、患者、新進競爭者、替代品、現有競爭者」更是影響醫療院所的經營與發展。

醫療產業五力分析

「供應商、患者、新進競爭者、替代品、現有競爭者」五大構面的分析，稱之為醫療產業的五力分析。用來分析醫療產業的「吸引力高低程度」（即是：進入門檻高低程度），又因會有時間差，需定期進行五力分析，並與先前的分析進行比對。

供應商的議價能力、患者的議價能力

五力分析的前二力為「供應商的議價能力、患者的議價能力」，分析重點如下：

1. 供應商的議價能力

供應商主要是經由提高售價與降低品質，來影響醫療院所的收益能力及競爭力。供應商議價能力的強弱，取決於供應商投入成本的高低，當供應商的投入總成本低時，其議價能力相對較大；另外就是供應品質的高低，當供應品質高，對醫療院所的議價能力相對較大。「供應商議價能力」也受供應商產業集中程度、醫療產品差異化程度、供應商利潤水準、向前整合的發展趨勢、移轉成本與服務影響程度等影響。

2. 患者的議價能力

患者的議價能力，由二種不同醫療需求而定。當患者的醫療需求在社會保險（健保、醫保）中，因醫療費用給付來自於社會保險支付，所以患者不具有「患者議價能力」；但在自費醫療需求時，醫療費用需由患者自行支付，所以患者就具有「患者議價能力」。

在自費醫療需求的「患者議價能力」，醫療院所可選擇患者（下游客戶），來限制「患者議價能力」的發揮空間。

▍自費醫療產業五力分析

▍影響五力分析中之供應商議價力、患者議價力產業結構因素

影響供應商議價力因素	影響患者在自費醫療的議價力因素
1.投入資源的差異化 2.供應商與產業中廠商的轉換成本 3.投入資源的替代品 4.供應商集中度 5.供應規模的重要 6.相對於產業總採購的成本 7.投入資源對成本與差異化的衝擊 8.向前整合的威脅相對於產業中廠商向後整合的威脅	1.患者集中度與廠商集中度 2.患者採購量 3.患者相對於廠商轉換成本 4.患者資訊向後整合能力 5.替代品需求拉力 6.自費醫療價格 7.醫療產品的差異性 8.品質／性能的衝擊 9.患者的價值 10.決策者的誘因

▍找出最佳解決方案

Unit 6-6 醫療產業五力分析──
「現有競爭者、新進競爭者、替代品」威脅分析

現有競爭者威脅

醫療院所要擬定經營策略時，一定要考量現有競爭者的威脅，因此需對現有競爭者的威脅進行分析。

醫療院所的現有競爭者，不是泛指所有的同業，而需依科別、地域而定，找出誰是主要競爭者？誰是次要競爭者？而影響現有競爭威脅的因素，彼此間也存在著相互抵消的關係，因此，要判斷現有競爭者威脅的強度，就必須針對各種影響面向，進行詳細具體且全面的分析，而非僅僅比較市場占有率、利潤率、成長率等幾個簡單的數據。更要檢視產業競爭結構、產業成本結構、醫療差異化程度、轉換成本、策略性考量、退出障礙等，這些才是重要因素。其次，必須分辨產業內現有競爭者在醫療產業中的地位為何？可透過產業占有率分析，了解產業競爭形態與威脅競爭程度。

新進競爭者威脅

醫療產業中，以自費醫療經營模式最具發展潛力及收益，因此，有更多的非醫療、醫材、醫藥相關業者投入。而這些相關業者投入必然會造成自費醫療的供給增加、自費醫療的價格下滑、收益下降，也會對既有的自費醫療院所造成影響，這些都是所謂的新進競爭者的威脅。

新進競爭者威脅的大小取決於兩個因素：一是「進入門檻的高低」，二是現有醫療院所的「因應對策」。當進入門檻高，或是既有醫療院所採取激烈的因應對策時，則新進競爭者的威脅相對較小。就不同進入門檻類型，有市場型門檻，指產業競爭條件（如規模經濟、差異化）的門檻；另一種是非市場型門檻，意指政府管制所形成的進入門檻。

替代品威脅

可以用更低的價格，達到相近的效果或價值，稱之為替代品。在自費醫療中，就存在很多替代品的威脅，如假髮替代植髮。在「替代品威脅」中，應考量的因素包括「整體醫療品質的改善空間、價格、CP值、轉換成本與患者的意願」等；當替代品的威脅力量愈大時，將使既有醫療院所的收益能力持續下探。

五力分析中的「現有競爭者、新進入者、替代品」威脅分析，是從水平角度思考，著重的是分析三者的威脅狀態。

五力分析為醫療院所找出路

經由產業的五力分析，可協助醫療院所擬定好的經營策略之思考。

▍五力分析中的「現有競爭者、新進競爭者、替代品」威脅因素

現有競爭者威脅因素	新進競爭者威脅因素	替代品威脅因素
1.競爭者多寡	1.規模經濟	1.替代品的價格／功能比
2.產業成長	2.差異性	2.轉換成本
3.固定成本／附加價值	3.品牌認知	3.患者對替代品的使用傾向
4.差異化	4.轉換成本	
5.品牌認知	5.資金需求	
6.轉換成本	6.成本優勢	
7.資訊的複雜性	7.政府政策	
8.競爭者的多元性	8.預期的報酬	
9.利益關係人		
10.策略性風險考量		
11.退出障礙		

▍找出趨吉避凶策略

Unit 6-7 醫療競爭力3C分析──第一個C：患者（Client）分析

醫療院所是在「患者（Client）需求導向」下，為之創造「價值」。因此，一定要更了解患者的需求才能增加患者（NP、OP）來診量與回診率。

第一個C的分析：「誰」是患者？「誰」是潛在患者？

要先了解市場類型，才會知道「誰」是患者及潛在患者。

市場可分為

1. **大眾市場**：指整體的市場，如針對臺灣整體2,300多萬民眾，謂之大眾市場。大眾市場中會成為醫療院所的患者或是潛在患者的，是因為醫療院所提供獨特的醫療技術及醫療服務，如臺大醫院提供重症醫療，因此有來自屏東的患者。

2. **小眾市場**：具有某種特定醫療需求的市場，稱之為小眾市場。如長庚醫院專注在肝癌治療，因此有從花蓮慕名而來的肝癌患者。

3. **分眾市場**：在同一需求下，因應不同預算而形成的，稱之為分眾市場。如在缺牙需求下，因預算不同，產生了「高級假牙、中級假牙、一般假牙、高級植牙、中級植牙、一般植牙」等分眾市場。

4. **利基市場**：醫療院所提供滿足獨特一群人的醫療需求，又可獲取高收益的市場，謂之利基市場。如臺大醫院的「景福門診」，臺安醫院的「外籍人士醫療」，都是一種利基市場。

5. **目標市場**：醫療院所能夠具體有效滿足患者的醫療需求，又患者有意願支付此醫療費用，此市場謂之目標市場。

患者就醫習性分析

以自費醫療（如植牙、抗衰老、中醫養生）市場為例，患者依就醫習慣分為：

1. **創新就醫（2.5%）**：採用最新自費醫療的患者，對此自費醫療具有冒險精神。

2. **早期就醫（13.5%）**：屬會優先採用自費醫療的一群，具有最高的意見領袖特質及影響力。

3. **早期多數就醫（34%）**：屬最深思熟慮的一群。

4. **晚期多數就醫（34%）**：常抱持懷疑態度，除非在必要與社會壓力下才會採用者。

5. **落後就醫（16%）**：最晚採用自費醫療的患者。因受限於傳統又保守的態度，依循過去經驗，對於自費醫療與院所比較不具有信賴的態度。

醫療需求？非醫療需求？

應了解並分析患者的醫療需求與非醫療的需求（醫療環境、客製化服務）是什麼？

顯性需求？隱性需求？

分析患者的顯性醫療需求及隱性醫療需求分別是什麼？

患者預期心理？

分析患者在就醫過程中，預期（醫療、非醫療）的成效是什麼？

充分做好患者分析，才能從中找出醫療院所的關鍵成功因素（KSF），才有贏的策略。

▌自費醫療市場分類

▌自費醫療就醫習性

Unit 6-8 醫療競爭力 3C 分析——
第二個 C：競爭者（Competitor）分析

知己知彼，百戰不殆

在過度競爭的市場中，一定要知己（自身分析），更要知彼（競爭者分析），才能勝出。因此，在3C分析中的第二個C的分析就是「競爭者分析」，詳實分析競爭者，有助於找出經營的關鍵成功因素（Key Success Factor, KSF）。

第二個C的分析：誰才是市場競爭者？

競爭者是一種相對性的概念，因此應該更具體、更明確地定義清楚「誰」才是競爭者。

依競爭者在「品牌、商圈、距離、醫療特色」等「競爭力」高低分析：

1. **主要競爭者**：指與自身在伯仲之間者，就可算是主要競爭者，最好可以找出比自己更強的當成主要競爭者，如此才具有「挑戰性」。

2. **次要競爭者**：在上述條件（品牌、商圈、距離、醫療特色）僅次於自身醫療院所者，視為次要競爭者。次要競爭者的存在，是一種具有「威脅性」的壓力。

3. **新進競爭者**：相對於自身醫療院所，在市場中排第三名，稱之為新進競爭者，此類新進競爭者只要具有「殺手級」的競爭力，隨時都可能晉升為市場中的第一名、第二名。新進競爭者為自身醫療院所帶來一種「刺激性」效果。

4. **替代競爭者**：指不同產業或不同產品，隨時可「取而代之」者，稱之「替代競爭者」。例如，「植髮醫療」的替代競爭者是「假髮」業者。

從患者觀點分析

找出「誰」是競爭者後，在分析時需「從患者的觀點（角度），更客觀、更具體、可量化」的分析，在「品牌、商圈、距離、醫療特色」等分析架構下，分析競爭力有：

1. **優於我方**：找出哪些要件比我方更具競爭力，在市場上更能吸引既有患者、潛在患者，這些相對我方超前多久時間。

2. **不及我方**：在哪些方面不及我方，我方在這方面可以強化並深度化，拉大與競爭者的競爭距離（時間差）。

3. **患者屬性**：了解競爭者主要的患者、潛在患者輪廓（Profile），分析其「需求屬性、自費醫療價位帶、品牌忠誠度、醫療技術、醫護團隊、服務滿意度」等數據後，擬定取代策略，進而吸引其成為我方的患者（NP）。

4. **未來發展**：分析競爭者在未來（1～3年）的經營發展方向，掌握更多競爭者的未來經營計劃，將有助我方擬定出未來相應的經營策略及計畫。

如何「知彼」就是要做到上述的競爭者分析，分析愈詳實愈有助於我方擬定有效的經營策略。

▋知己知彼分析

▋競爭者分類

▋分析架構與競爭力

架構	競爭力策略
優於我方	降低時間差
不及我方	拉大競爭時差
患者屬性	提出Cover策略
未來發展	提出差異化策略

Unit 6-9 醫療競爭力 3C 分析──
第三個 C：醫療院所（Corporation）分析

醫療產業 3C 分析

醫療行銷擬定行銷策略前，需先行對3C：醫療院所（Corporation）、患者（Client）、競爭者（Competitor）的分析找出醫療院所的競爭關鍵成功因素（KSF），以制定醫療院所的經營策略及行銷策略。

找出競爭成功關鍵因素

藉由3C分析找出醫療院所競爭致勝的「關鍵成功因素KSF」：從患者需求為出發點，將醫療院所與競爭者比較，可找到在產業中獲勝的因素，找出愈多的關鍵成功因素（KSF）才有助於醫療院所的經營。

第三個 C 分析

即是對醫療院所（Corporation）自身的分析，需基於患者需求為導向的前題下，就醫療院所內外部所擁有的資源，相對於主要競爭者而言進行分析。在分析構面可從以下七大構面進行分析，找出關鍵成功因素（KSF）：

1. **醫療構面**：包含所提供的醫療團隊、醫療技術、醫療服務項目。在過度競爭的環境中，醫療訊息也愈來愈多元化，患者有愈來愈多的選擇權。強化醫療院所在醫療構面的優勢，才有機會贏得患者的青睞。

2. **人員構面**：不論是醫生、非醫生員工的徵、選、訓、用、留、績都需進行盤點分析，有好的員工才會有好的患者，因此，建立好的醫療院所人力資源發展策略及管理，方可強化在人員構面的優勢。

3. **價格構面**：價格不是最低最好，訂價是相對於主要競爭者，滿足患者需求而能被接受的價格，才會是最好的價格策略。

4. **品質構面**：醫療院所從有形到無形的醫療及服務提供過程中，都應制定出明確的標準作業程序（SOP），並定期檢核、再教育訓練，藉此提升品質。

5. **服務構面**：從患者還未進入醫療院所前、醫療就診中、治療（手術）後照顧等全程（前、中、後）服務。

6. **市場構面**：不是所有的市場都是醫療院所可經營的，在以患者需求為導向的前提下，醫療院所應找出主要的市場、次要的市場。

7. **成本構面**：醫療院所最高的成本支出，不一定是醫藥（材）成本，而是患者不上門而產生的成本。醫藥（材）成本可以藉由聯合採購而降低，患者不願再就醫回診，才是最大的無形成本，因此，如何降低患者流失，才是醫療院所需強化的優勢。

將醫療院所自身與主要競爭者的醫療及服務的實際內容，在程度上做出矩陣式的比較，如此可研判如何切中患者需求，以及在醫療行銷上哪些資源或策略需要加強、維持、或減少。

▍3C分析與KSF

▍3C分析策略

		自費醫療院所	主要競爭者
患者	需求1	勝	
	需求2		勝
	需求3	勝	
	需求4	勝	
	需求5		勝

自費醫療分析

7

Unit 7-1 自費醫療 SWOT 分析

什麼是「SWOT 分析」

Mintzberg於1991年提出策略管理程序，分為五個部分，分別是：⑴醫療院所使命與主要目標的選擇；⑵分析外部環境，找出機會與威脅；⑶分析內部運作環境，找出優勢與劣勢；⑷策略選擇；⑸策略的執行。

當分析醫療院所的內部與外部環境，並依此而選擇一個適當的醫療院所結構與控制系統，使選定的策略能夠實行，此即是策略執行。上述程序中⑵與⑶的工作內容即是所謂的「SWOT分析」。

SWOT 分析特性

SWOT分析是一種「分析方法」，是一種「相對性、動態性的分析法」。可以應用雷達圖的方式來呈現分析後的態樣，為此可更明確看出與相對主要競爭者、次要競爭者之間的動態性位置。

SWOT分析與策略擬定，先從醫療院所內部分析開始，分析相對於競爭者的優勢及劣勢，並從外部環境中找出機會及威脅，走向自費醫經營更需如此分析。

SWOT的策略擬定，在找出既有的內部優勢及外部存在機會下，擬定出「SO策略」；在內部既有優勢與外部威脅下，擬定出「ST策略」；另外是找出內部劣勢，與擁有外部機會下，擬定出「WO策略」；在內部劣勢與外部威脅下，擬定出「WT策略」，擬定出四大構面的策略才是關鍵所在。分別說明如下：

SWOT 分析要件

1.**優勢（Strengths）**：內部可以比同業更具競爭力的因素，是內部在執行或資源上所具備優於對手的獨特利益。

2.**劣勢（Weaknesses）**：相較於競爭者而言，內部不擅長或欠缺的能力或資源。

3.**機會（Opportunities）**：在外部環境中，從市場中找出有利於現況或未來展望的因素。

4.**威脅（Threats）**：在外部環境中，從政府面或競爭面找出不利於現況或未來情勢、可能傷害或威脅其競爭能力的因素。

結合「3C 分析」的「SWOT 分析」之重點

1.由外而內，分析著重在找出外部的機會（O）、受到什麼樣的威脅（T）。

2.基於OT分析後，再分析相對於主要競爭者的內部優勢（S）、劣勢（W），找出優勢極大化，劣勢極小化。

3.結合3C分析的KSF，找出最佳化的SWOT四大策略。

結合「3C 分析」的「SWOT 策略」

結合3C分析再進行SWOT分析，可更清晰確認內部的優勢（S）和劣勢（W），與了解所面臨外部的機會（O）和挑戰（T），並基於3C分析中找出的「關鍵成功因素（KSF）」，擬定未來經營「四大策略」（SO策略、ST策略、WO策略、WT策略）。

SWOT分析

SWOT策略

3C + SWOT策略

3C分析→KSF		
SWOT分析、策略		
外　　　　内	S 分析	W 分析
O 分析	SO 策略	WO 策略
T 分析	ST 策略	WT 策略

Unit 7-2 自費醫療 SWOT 的 T（Threats）分析

整合 3C 分析 KSF 的 SWOT 分析流程

SWOT分析是基於3C分析的整合分析，因此，應由外而內的分析「T→O→W→S」流程。若不了解外在環境的威脅及機會是什麼，那麼內部存在什麼樣的劣勢，以及擁有什麼樣的優勢，其實都成了「無用武之地」。

SWOT 分析的第一步

「知己知彼，百戰不殆」，當經營想要「百戰不殆」，就需「先知彼，再知己」。也就是SWOT分析第一步需從分析「外部威脅」（Threats, T）開始。

外部存在什麼樣的威脅（T）

醫療院所經營屬高度管制的產業，受到「政府政策、主管機關、法律法規」的限制。除此之外，也受到來自「競爭者的威脅、醫材及醫藥供應商議價威脅、替代品威脅、市場大環境的威脅及影響」。

分析外部威脅（T）構面及重點

分析時一定要有憑有據，不應依個人喜好或是憑感覺做分析，可多應用「調查法、研究方法」來分析，如此分析結果才具有信度及效度。

主要五大構面分析重點有：

1. **政府政策**：需隨時掌握了解政府政策動向，以及立法機關立法或修法的法案議程，因為這些都會對經營造成威脅或助益。
2. **主管機關**：以臺灣為例，醫療產業的主管單位有衛生福利部、當地衛生局、國家通訊傳播委員會（NCC）、醫學會等，不同的主管機關所主管業務不同，在分析時一定要了解主管機關的業務範疇及要求，這都對經營產生重大影響及威脅。
3. **法律法規**：是經營的最低底線，因此一定要充分分析各種法律，如「醫療法、醫事法、消保法、民刑法」等相關法規。醫糾事件多數都是來自於對法律法規的不了解所致。
4. **競爭環境**：主要有同業競爭者及替代性業者的替代品，在分析時要知曉「主要競爭者、次要競爭者、新進競爭者、主要替代者（替代品）」的經營模式（BM）、收益模式（RM）、核心關鍵醫療服務項目等，還有是進入及退出市場門檻的變化。在經營上，首要威脅來自於競爭環境的威脅最為直接，故需著重在競爭環境威脅的分析。
5. **供應環境**：醫材、醫藥等供應商威脅也很直接，價格的波動，直接會反應在自費醫療的接受度，亦會影響經營收益。在分析時，更應關注整個醫療產業供應鏈的變化，從中找出直接的威脅因素。

外部威脅（T）分析關鍵

在找出各構面的不利因素（威脅）後，一定要排序出最具威脅的因素，最好不要超過五個，以主要威脅因素進行分析。

▌SWOT分析流程

▌T分析構面

Unit 7-3 自費醫療 SWOT 的 O（Opportunities）分析

SWOT 分析的第二步

在外部威脅（T）分析後，再來就是要分析外部可能存在的「潛在機會」，稱外部的機會（Opportunities, O）分析。

相對性、動態性分析

外部的機會分析是一種相對性與動態性的分析。相對性，指的是相對於競爭者而言，醫療院所是否更具機會。動態性，指的是市場是一種動態性的變化，昨天的機會，到了今天，可能就不再是機會。因此，在分析時必須掌握此要素。

外部機會（O）分析目的

外部的潛在機會，將會是影響經營策略的重大因素。經營者應隨時注意並確認每一個最佳潛在的機會，給予評價成長性和利潤空間，選其可與醫療院所財務和資源整合、促使經營可獲利的最佳機會。

外部機會（O）分析關鍵

所謂外部潛在機會，對所有醫療院所都是不一樣的，所以：

1. 找出相對於競爭者而言，更有利我方的機會。
2. 找出屬長期潛在的機會，非稍縱即逝的機會。
3. 找出高進入門檻的機會，拉大未來競爭優勢。
4. 找出利基性市場的機會，創造寡占經營優勢。
5. 找出具長尾效應的機會，穩定中求成長收益。

分析外部機會（O）構面及重點

不是要找出春燕來的假象，而是要來協助擬定經營與發展策略。分析外部機會構面及重點有：

1. **市場生態**：不同市場，具有不同的生態特性，因此不論是大眾市場、小眾市場、分眾市場、利基市場，在分析時，都需以生態觀點，找出具有長期潛在機會的市場。
2. **社會文化**：社會文化是很重要的影響因素之一，故需從社會文化中，找出可支撐經營的機會。
3. **生活習慣**：因生活習慣改變，讓人更愛美，所以審美觀也隨之改變。如何從生活習慣中，找出有利自費醫療發展的機會。
4. **醫療科技**：醫療科技的日新月異，帶給患者更多就醫選擇機會。如何從醫療科技項目中，找出未來經營發展的長期潛在機會。
5. **經濟景氣**：經濟景氣波動、所得提升，都是影響自費醫療就醫選擇的重要因素。故需從經濟景氣循環、所得波動中，找出機會。
6. **患者需求**：不論是患者或是潛在患者，在自費醫療需求中，都存在顯性、隱性的醫療需求。應藉由分析，將顯性需求擴大（把餅做大），並找出隱性需求，轉而成為顯性需求。

找出長期潛在且優質的機會，才是醫療院所經營發展的重中之重。可否找出更有利醫療院所的機會，有賴分析的廣度及深度。

▌SWOT分析流程

▌外部機會（O）分析構面

Unit 7-4 自費醫療 SWOT 的 W（Weaknesses）分析

SWOT 分析的第三步

由外而內的SWOT分析的第三步，是進行內部的劣勢（Weaknesses, W）分析，劣勢分析屬於一種相對性（相對於主要競爭者、次要競爭者、新進競爭者）與動態性（市場是動態變化）的分析。

內部劣勢（W）分析目的

醫療院所經營成效與內部劣勢多寡有直接關係，若不知劣勢所在，又不知化劣勢為優勢，在經營上就很難有競爭力。醫療院所與主要競爭者、次要競爭者相互比較，找出具體、客觀、可量化不如競爭者的條件、能力或資源是什麼？不利的競爭位置又是什麼？

其目的在於：

1. 了解哪些劣勢不進行改善將更為惡化不利經營？
2. 依嚴重性排序，擬定出改善方案，立即進行改善。
3. 建立檢核系統，定期進行內部分析找出重大劣勢。

內部劣勢（W）分析構面及重點

在進行內部的劣勢分析時，若是「報喜不報憂」的心態，將無法真實面對劣勢，也找不出問題所在。一定要勇於面對內部所存在的劣勢及其問題，更加需要從主要的七大構面，找出相對於競爭者的「核心關鍵劣勢」所在。

1. **經營管理**：從經營管理面分析，找出「策略、決策、績效、執行」等既有存在的劣勢，及可能潛在的劣勢問題。
2. **市場行銷**：在過度競爭的自費醫療市場中，行銷顯然是最重要的課程，因此，在自費醫療行銷分析時，必須找出不及競爭者的行銷劣勢，如「行銷創意、行銷議題、行銷企劃、行銷預算」等，也需注意任何行銷是否有符合法律規範。
3. **醫療技術**：不是在比醫療重裝備，而是比醫療手藝。在此要分析的是，在哪些醫療項目中有不及競爭者的醫療技術，更需了解落後的時間差。
4. **經營團隊**：在「醫護、非醫護」團隊上，哪些人才是不及競爭者的。
5. **服務模式**：指醫療服務模式，在此構面分析是要從患者需求出發，再與競爭者進行對比，從中找出不及競爭者的劣勢。
6. **收益模式**：有好的收益（獲利）模式，醫療院所才足以發展，反之則無。從收益模式的分析中找出不及競爭者的劣勢。
7. **專利智財**：長期發展，需建構在專利權多寡、智財權經營上。需找出不及競爭者的專利與智財為何。

內部劣勢（W）分析關鍵

在於找出醫療院所在經營上不及競爭者的劣勢，並找出缺乏競爭力的有形、無形、人力及組織資源。另外，在哪個主要市場正在喪失核心競爭力為其分析關鍵。

内部劣勢（W）分析

劣勢分析構面

Unit 7-5 自費醫療 SWOT 的 S（Strengths）分析

SWOT 分析的第四步

經歷了「T→O→W」分析後，接著就是「優勢（Strengths, S）」的分析，當然在內部的優勢分析時，絕不可存有「自我觀感良好」，而是應找出具有中長期的經營優勢，且應「客觀、動態性、相對於競爭者」找出內部的優勢。

內部優勢（S）分析目的

內部存在多少的相對優勢，有深遠的影響。其分析目的在於，找出更高優勢的進入門檻，拉大競爭距離。

內部優勢（S）分析構面及重點

可以從「經營管理、經營團隊、市場行銷、醫療技術、服務模式、收益模式、專利智財」等構面思考並分析，當然在分析時，是一體二面，可分析優勢，亦可分析劣勢。如何分辨是優勢還是劣勢？在於和競爭者對比。

1. **經營管理**：從「策略、決策、績效、執行」等找出有形、無形資產的相對核心競爭優勢。
2. **市場行銷**：在過度競爭的自費醫療市場中，要找出相對劣勢會比較容易，找出相對優勢比較難。因為在分析醫療行銷優勢時，要考量「患者、潛在患者、競爭者、利益關係人、市場動態」等，都會是分析時的變數。因此，在分析中要找出法律規範下的中長期市場需求的優勢，以及相對核心的自費醫療行銷優勢。

3. **醫療技術**：在重裝備外，相對於競爭者的核心醫療技術（手藝）優勢為何？相對於競爭者必須要有「時間優勢、具有高度的進入門檻」等優勢，才能利於醫療院所的經營發展。
4. **經營團隊**：經營發展首重「經營團隊」，要找出具「高團隊共識、高穩定性、高互補性、高協調性」的「醫護、非醫護」團隊。另要找到卓越的領導者，如此的優勢更有助於長期經營發展。
5. **服務模式**：找出具有先發優勢的醫療服務模式，可拉大競爭的時間差。分析時亦需以「創造價值」為出發。
6. **收益模式**：有好的收益（獲利）模式，醫療院所才足以發展，反之則無。從中分析找出哪些是「高收益」的醫療服務模式，以及具「長尾」收益模式的優勢。
7. **專利智財**：長期發展需建構在「專利權多寡、智財權經營」之上。在分析中，需找出有「長期發展」，又可「拉大競爭優勢」的「專利、智財」。

內部優勢（S）分析關鍵

分析內部優勢的關鍵在於「快、狠、準」，找出在動態自費醫療市場中，相對於競爭者，哪些具有時間競爭優勢。

內部優勢分析關鍵

優勢分析

構面	分析重點
經營管理	策略、決策、績效、執行
市場行銷	競爭者、患者、潛在患者
醫療技術	拉大醫療技術門檻
經營團隊	共識、創造力
服務模式	創造價值
收益模式	收益力
專利智財	長期發展

Unit 7-6 自費醫療 SWOT 的 SO 策略

SWOT 策略模式

　　3C分析（找出KSF）＋SWOT分析→SWOT策略，有精準的SWOT分析，才便於擬定出可用的SWOT策略。

　　SWOT策略，指的是醫療院所在分析後，找出內部優勢、內部劣勢、外部機會、外部威脅，再由四大要素擬定出「SO策略（Maxi-Maxi策略，或前進策略）、ST策略（Maxi-Mini策略，或維持策略）、WO策略（Mini-Maxi策略，或改善策略）、WT策略（Mini-Mini策略，或撤退策略）」等策略模式。

SWOT 策略特性

　　經SWOT矩陣的策略配對，可找出：「SO策略即為『Maxi-Maxi』策略；WO策略即為『Mini-Maxi』策略；ST策略即為『Maxi-Mini』策略；WT策略即為『Mini-Mini』策略」，這四種策略有一項共同特性，就是要擬定出「趨吉避凶」的策略。

SWOT 策略擬定步驟

　　SWOT分析需與3C分析（找出KSF）及醫療院所經營策略結合，步驟：
1.進行醫療院所經營環境描述。
2.確認影響醫療院所經營的所有外部因素。
3.預測與評估未來外部變化。
4.檢視醫療院所內部之強勢與弱勢。
5.利用SWOT分析矩陣擬定可行的四種策略。
6.進行策略選擇。

第一個 SWOT 的策略「SO 策略」

　　SWOT分析是「由外而內」的分析，而SWOT策略擬定則是「由內而外」的策略。

　　第一個策略是「SO策略」，指醫療院所如何投入重要資源強化競爭優勢，並在外部有利的機會下，擬定最佳的前進（Maxi-Maxi）策略。在SWOT四種策略中，首重「SO策略」，如何強化「SO策略」有助於在自費醫療市場的經營，更可深化市場的廣度及深度。

好的 SO 策略有五大關鍵

1.分析優勢及機會要素，在於精，不在多。
2.SO策略思考是「先發散、後收斂」的思考，擬定出具「相對競爭力」的SO策略。
3.SO策略需具「獨特性、差異化」的競爭力。
4.SO策略屬「藍海策略」，開創市場新契機。
5.SO策略是一種具「先發優勢」的競爭策略。

SO 策略擬定的注意事項

　　擬定「SO策略」時，經分析後，找出醫療院所最具內部優勢的前五項優勢，以及找出外部前五項機會，即可進行策略的擬定，並從中找出最具執行力且有成效並具「時間效益、競爭距離、高進入門檻、不易模仿、低成本高效益」的SO策略。勿憑感覺，找了一堆優勢或機會發散性的思考。

　　在醫療院所經營中，是否具有上述五大關鍵的「SO策略」將會影響在自費醫療市場的競爭力，也有可能會失去市場。

SWOT策略

SWOT策略

SO策略

Unit 7-7 自費醫療 SWOT 的 ST 策略

醫療院所在自費醫療市場經營上，是一種動態性的變化。除了要有獨具競爭力的SO策略外，也需要相對於競爭者，在內部具有的獨特優勢，在外部存在高度威脅的市場環境，所需的是「ST策略」。

什麼是「ST 策略」

「ST（Maxi-Mini）策略」又稱「維持策略」，指的是：相對於競爭者，醫療院所儘管擁有比較多的內部優勢，但仍必須面臨外部的嚴峻威脅挑戰。如何利用自身優勢，避免或降低外部威脅的打擊，而擬定出「ST策略」。

ST 策略有五大目標

有效且可用的「ST維持策略」的關鍵在於，如何應用ST策略，使在自費醫療市場，可維持五項指標：

1.**市場占有率**：應用ST策略，可以讓醫療院所維持在自費醫療市場的市占率。
2.**品牌能見度**：應用ST策略，可以讓品牌能見度不因外部威脅而受到不利的影響。
3.**市場價格**：應用ST策略，讓外部威脅的影響降到最低，同時發揮內部優勢，足以在自費醫療市場維持價格不變。
4.**患者滿意度**：應用ST策略，讓患者不因外部威脅而對醫療服務感到不滿，反而因強化內部優勢，使患者的滿意度維持不變。
5.**就醫回診率**：應用ST策略，讓既有患者及新患者不受外部威脅影響，並在發揮內部優勢的策略下，維持既有患者的回診率及新患者的就診量。

擬定 ST 策略的注意事項

ST策略又稱維持策略，顧名思義可知，在策略擬定上，應該要放大醫療院所內部的優勢，減少或降低觸碰到外部威脅的策略。因此，在策略擬定時，一定要：

1.找出內部相對於競爭者所具的五項優勢，並找出外部最不利的三項威脅。是優勢愈多愈好，威脅愈少愈好的思維。
2.一定要從如何強化或放大內部優勢，同時可迴避或降低與外部威脅的正面衝突，化危機（外部威脅）為轉機的策略思考。
3.必須思考既有內部優勢中，可發揮最大優勢效益，同時又可迴避外部威脅的最大內部優勢「亮點」。
4.務必思考為迴避或降低與外部威脅正面衝突時，所需付出的「代價」有哪些？如金錢、醫療、人員、形象、品牌、信譽等。
5.應用ST策略時，也需要進行「效益評估」，沙盤推演是策略執行前的必經過程，藉此進行ST策略的效益評估，如此可推算出預期的效益為何。

ST策略是否具有可行性，在於以「維持現況」為底線的策略擬定，其中也要考量到成效議題。

ST策略規則

ST策略指標

Unit 7-8 自費醫療 SWOT 的 WO 策略

什麼是「WO 策略」

SWOT策略的第三種策略是「WO改善策略」，在自費醫療市場中，存在很多的外部機會，但同時醫療院所內部卻有不少劣勢的不利條件，因此，可採取「改善策略」，用來改善自費醫療市場的經營及發展。

WO 策略目的

「WO（Mini-Maxi）策略」又稱「改善策略」，醫療院所投入相關資源來改善並克服內部的劣勢、同時爭取外部的市場機會。在擬定WO策略時，有五大目的：

1. **借力使力**：在擬定WO策略時，最重要的是如何借力使力，在已知內部劣勢下，如何利用外部的機會，擬定WO改善策略。

2. **改善劣勢**：在動態的市場環境下，需快速分析找出內部劣勢及外部機會所在，並即時找出有效可改善的解決方案。

3. **策略聯盟**：在知其內部不利的劣勢下，可行的改善方案之一是「策略聯盟」。策略聯盟就是利用合作夥伴的優勢，藉此可有效強化自己所不足的劣勢。

4. **有效改善**：在擬定好改善策略後，依改善計畫，有效地進行內部劣勢改善。藉此在最短的時間內，將內部劣勢逐一改善。

5. **將劣轉優**：最終的目的在於如何改善，依短、中、長期的改善方案投入資源改善劣勢，將劣勢轉而成為優勢。

擬定 WO 策略的注意事項

在WO策略擬定時，需注意以下事項：

1. **放大市場機會**：由外而內，先找出外部有哪些自費醫療市場機會，並放大市場機會，專注在最有價值的市場機會上。

2. **縮小內部劣勢**：在找到機會並專注在最有價值的機會後，在內部劣勢分析時，只要找出核心關鍵的少數劣勢即可。

3. **選擇策略聯盟**：策略聯盟不一定會有1＋1＞2的效果，但不要成為1＋1＝1或＜1的狀況，所以一定要找出可以補足自己不足（劣勢）的策略聯盟夥伴。

4. **集中資源改善**：醫療院所在經營發展中，總會面臨資源有限的狀況，因此要分配資源，將有限的資源集中投注在最需被改善的劣勢。

5. **不要為改而改**：在擬定WO策略前，要知道擁有多少資源，必須將資源投注在最需改善的地方，但一定不是為了改而改。因為在與相對競爭者比較下，有些劣勢就成了不是最重要的劣勢。

WO策略在所有SWOT策略中，是一種「改善」策略，最主要是要將有限的資源，專注投注在最需要被改善的劣勢上。為了讓醫療院所經營更有效益，就必須時時進行改善，且是改善內部最需被改善的劣勢。

▎WO策略

▎WO策略五大目的

Unit 7-9 自費醫療 SWOT 的 WT 策略

什麼是「WT 策略」

SWOT第四種策略是「WT（Mini-Mini）策略」，又稱爲「防禦或撤退策略」。指的是醫療院所處在內部有劣勢外部又有威脅的環境下，如何因應此種狀況的防禦或撤退，是一種置之死地而後生的做法。

WT 策略目的

「WT防禦或撤退策略」主要是爲了降低醫療院所在不利（內部劣勢、外部威脅）環境中的損失。此種策略是醫療院所必須改善內部劣勢以降低外部威脅，常在面臨困境時所使用。

五種「WT 策略」

WT策略是用來因應醫療院所處在困境時防禦或撤退之用。WT策略有以下五種類型，可用來降低醫療院所在經營上的損失：

1. **合併**：不論是內部的科別合併，或是與外部的醫療院所合併，都是期望藉由合併來降低經營上的損失。
2. **縮減**：當市場經營成效不如預期，對於市場減少投入資源，縮減規模來降低經營風險，可藉此縮減方式來達到防禦效果。
3. **交換**：當發現面對的阻礙大於發展時，可與替代（品）業者進行交換。將不利經營的科別（對對方而言是對方想要的科別）與替代性業者換取有利經營的科別或市場經營，如此可降低損失。
4. **出售**：如果無法應用上述三種做法

時，另一種可參考的做法，就是出售。藉由出售來減輕負擔，規避經營風險，退出不利的市場。

5. **關門**：另一種退出市場的做法，就是直接將其不利的科別關掉。經由清算關門後，將其結算資源投入在有未來發展性的市場。

擬定 WT 策略的注意事項

最需注意的是「如何取捨」。因爲取捨之間是一門大學問，故事前的分析必然成了重要的關鍵所在。在擬定WT策略時也需注意：

1. **不隨性決策**：最容易在沒有詳實分析所有狀況下隨性決策，造成悔不當初的後果。
2. **抓大易放小**：要做到抓大方向、大策略的準則，但也要注意細節性問題，因爲魔鬼就在細節中，所以應以大方向、大策略爲原則，也要時時注意小處細節。
3. **先評估成效**：策略是否有價值？一定要先行做好成效評估分析，不論是哪種策略，都需在執行前做好充分評估，分析預期成效後再執行。

經3C分析KSF及SWOT分析再到SWOT策略，都是要協助在自費醫療市場經營與發展時，有贏的策略，才能拉大競爭時間差與進入門檻。

在SWOT四種策略中，任何一種策略都有其目的及應注意事項，這是在擬定策略時務必要落實的檢核點。

▌WT策略擬定

▌SWOT策略

如何創造患者價值、
滿意、忠誠

8

Unit 8-1 如何創造患者價值

醫療院所經營及醫療行銷的最高境界，就是創造利益關係人的價值。其中更是以如何創造患者價值為其首要之務。

患者價值由何而來

患者所獲得的價值，是經由醫療及服務過程中所取得的總價值減去所付出的總成本而來。其中總價值及總成本分別有：

患者總價值

患者在就醫過程中的總價值，主要有：

1. **形象價值**：患者對於醫療院所有形及無形的整體形象感受而來的價值。
2. **人員價值**：患者在就醫的前、中、後，以及醫療服務過程中，接觸到所有人員所提供服務而來的價值。
3. **服務價值**：在就醫過程（前、中、後）中，患者所獲得整體（醫療、非醫療）服務而來的價值。
4. **醫療價值**：在就醫過程（前、中、後）中，醫療問診、醫療治療等價值。

以上四種價值之和，就是患者的總價值。

患者總成本

在患者就醫過程中的總成本，主要有：

1. **心理成本**：不論是必要性醫療，或是非必要性醫療，在過程（前、中、後）中，患者都會因自身心理因素考量取捨與否，產生了心理成本。

2. **精力成本**：從就醫前到就醫後，患者搜尋醫療資訊、評估、採取行動、就醫後的回診等，都需付出相當大的精力，這些都是精力成本。
3. **時間成本**：隨精力成本而來的就是時間成本，時間成本是另一項重要成本。
4. **貨幣成本**：在就醫過程（前、中、後）中，因就醫行為及其衍生出來的一切需付出貨幣的成本。

這四種成本是在就醫過程中主要的成本，其和謂之總成本。

創造患者價值極大化

將患者所得到的總價值減去所需付出的總成本，即是實質的「患者價值」。

醫療院所經營及醫療行銷都是在追求「患者價值極大化」。因此，如何增加總價值，同時又能降低總成本，這都是在醫療經營及醫療行銷時，必須投入資源的地方。

以「患者為中心」、以「患者需求為導向」

如何創造患者價值極大化？醫療院所經營及醫療行銷時，都應以「患者為中心」及以「患者需求為導向」。如此才能將資源投注在對的地方，愈了解患者需求，才可以更精準地提供給患者所需的醫療及服務，以此創造滿足患者需求的價值，同時更可因了解患者需求而減少不必要的溝通及摸索，更可降低患者所需付出的各項成本，因而降低患者的總成本。

▋以患者為中心

▋患者價值層次

Unit 8-2 如何提升患者滿意度

自費醫療院所經營除了收益數字外，另一個指標就是「滿意度」。

要誰滿意？當然是關注醫療院所的利益關係人滿意度，其中又以如何提升患者滿意度為首要之務。

患者滿意

滿不滿意？因人而異，同樣的全程醫療服務，對不同的患者而言，會有不同的滿意效果。因此，醫療院所更需落實以「患者為中心」，並以「患者需求」為導向，在既有標準作業程序（SOP）下，可因應個別患者需求，提供全程客製化醫療服務，才能夠讓患者達到滿意的狀態。

患者滿意度調查

要了解患者滿意度，需定期及不定期地以患者滿意度定量方式調查，並以患者接受醫療服務流程的思維來進行滿意度衡量，且可由以下三構面的12個項目，來衡量患者滿意度。

1. **就醫前的滿意度**：對醫療院所所提供的「官網FB、電話應對回覆、臨櫃服務、醫護服務人員的態度」等滿意度衡量項目。
2. **就醫中的滿意度**：患者在「臨櫃掛號、就醫等候、醫療問診、醫療解說、施行醫療行為、醫護人員專業」等的滿意度，都是衡量重點。
3. **就醫後的滿意度**：在「醫後（電話、電子郵件）關懷、回診醫療」等滿意度衡量項目。

當然也可依醫療院所需求，擬定不同的滿意度衡量項目。

如何衡量患者滿意度

如何衡量？是以患者接受醫療服務流程的思維來設計患者滿意度調查的問項，以衡量患者的滿意度。

何時衡量？可分為定期與不定期，所謂定期，指的是一季或半年，建議最少一季衡量一次；另不定期，指突然之間就醫回診率顯著下降，則可就特定議題（項目）進行新舊患者滿意度衡量。

患者滿意度衡量目的

滿意度衡量主要的目的在於了解所提供的醫療服務品質是否在水準之上，其次是預防患者流失。另外，經由滿意度問項設計，可了解主要競爭者在同一醫療服務項目的滿意度狀況，是主要的情報蒐集。

如何提升患者滿意度

1. 追蹤流失的新舊患者，擬定回流計畫。
2. 進行神秘客專案，找出缺失，擬定改善方案。
3. 提升抱怨處理能力，降低客訴意願。
4. 任用具同理心的醫護服務人員。

經由落實執行上述計畫，就可提升患者滿意度，並可增加就醫回診率。

自費醫療行銷關係與患者滿意度

在醫療行銷時，就利益關係人（患者為主）可接受的滿意度，應盡力傳達高度的患者滿意。

▍患者滿意度調查三大構面

▍滿意度調查流程

▍如何提升患者滿意度

1 擬定回流計畫，找回流失的患者

3 提升抱怨處理能力，降低客訴意願

2 神秘客專案，找出缺失，擬定改善計畫

4 任用高EQ、高同理心的醫療服務人員

Unit 8-3 如何創造患者忠誠度

在傳統認知的醫療服務，是不會去探討患者忠誠及忠誠度的問題。醫療服務雖非一般商品交易，但隨著大環境改變、過度競爭與自費醫療的崛起，在非急重症的醫療服務方面，醫療院所可否長期經營，就需多關注患者忠誠及忠誠度的議題。

什麼是患者忠誠

因應醫療市場過度競爭，與自費醫療需求增加的狀況下，當患者有需求時，是否會連續選擇同一家醫療院所所提供的醫療服務，此即爲是否具有「忠誠」，這將是醫療院所首要關注的經營議題。患者忠誠主要反應了患者對於醫療院所的醫療服務、醫護人員等的認同。擁有高忠誠患者的醫療院所，可更具競爭優勢，也可降低在醫療行銷上的預算。

自費醫療患者的忠誠，可分爲四種層次：

1. **沒忠誠可言**：此類患者，只以自費醫療價格及方便性爲第一優先考量，對醫療院所毫無忠誠。
2. **滿意或習慣**：此類患者，對於醫療院所的醫療及服務感到滿意或是習慣，主因是沒有時間沒精力去比較，另外是不想因轉換而付出轉換成本，是一種習慣性就醫行爲。
3. **偏好此自費醫療**：此類患者對於醫療院所已存在偏好情緒，此種偏好來自於對醫療院所的品牌、形象、醫療、

服務及患者就醫經驗等有正面評價，使患者與醫療院所間有了聯繫。
4. **具高忠誠度**：患者對於醫療服務具有高度滿意，並有強烈的就醫偏好。

患者忠誠度

患者忠誠度，指的是將患者忠誠的程度用定量方式來呈現，稱爲患者忠誠度。患者忠誠度表現出患者對醫療院所品牌的偏好，並促使患者在有醫療需求時，會連續性到醫療院所就醫回診。

如何提升患者忠誠度？

1. **建立患者大數據資料庫**：可以從既有的醫療資訊系統，就患者就醫療紀錄、就醫需求、就醫頻率、回診率、自費醫療收益等進行患者忠誠度分析，擬定提升患者忠誠度方案。
2. **滿足需求，提高滿意度**：要有患者忠誠度，先要落實「滿足患者醫療需求」，提高滿意度，如此才能提升患者的忠誠度。
3. **重視患者每次就醫體驗**：除了要滿足醫療需求外，更重要的是要聽見患者的各種聲音，降低抱怨。
4. **創造不可替代價值**：創造競爭者不可替代的價值，如此患者就會更有忠誠度。
5. **提高內部服務品質，重視員工忠誠的培養**：培養內部員工的專業素質，以及有高忠誠的員工，更是提升患者忠誠度最重要的做法之一。

患者忠誠度

提升患者忠誠度

Unit 8-4 患者滿意度與忠誠度的關係

「滿意度」與「忠誠度」之間是什麼樣的關係？是正相關？還是負相關？

「滿意度」與「忠誠度」之間的關係

「滿意度」與「忠誠度」之間的關係，主要是受到自身競爭力的影響而定，影響因素包括了以下四種類型：

1. **法律管制的進入門檻**：政府法律管制所形成的進入門檻，會使產業競爭（獨占、壟斷、寡占、完全競爭）程度不同，滿意度與忠誠度之間的關係也會有所不同。在完全競爭的市場中，滿意度與忠誠度之間的關係呈正相關。

2. **具有高度的轉換成本**：當轉換成本愈高，使得滿意度與忠誠度之間的關係呈負相關。

3. **擁有不可替代的醫療**：醫療技術愈不可替代，會使得滿意度與忠誠度之間的關係呈負相關。

4. **有效的回診獎勵計畫**：有效的獎勵計畫愈多，會使得滿意度與忠誠度之間的關係呈正相關。

因此，需充分了解並掌握自身處在這四類型中的哪一種？

患者滿意度與忠誠度的正負關係

受到政府的高度法律管制，雖是如此，可依「必要性醫療（如重症醫療）」與「非必要性醫療（自費醫療）」進行分類，可知「重症醫療」時，由於提供重症醫療的醫療院所較為少數，屬寡占類型，又具有醫療技術的不可替代性，因此，患者滿意度與忠誠度呈負相關；另外，在自費醫療時，可替代性技術及醫療院所較多，因此，滿意度與患者忠誠度呈正相關。

患者滿意度與忠誠度的不同

所謂患者滿意度是評量過去就醫過程中，滿足患者的原先期望程度，而患者忠誠度則是評量患者會再次就醫回診的意願。

如何增加患者滿意度與忠誠度？

要先了解經營的是「社保醫療」或是「自費醫療」，還是二者都經營，因為經營形態不同，著重的策略也會有所不同，如「社保醫療」著重以具有「可近性、醫療技術」為訴求，而「自費醫療」則著重以「客製化醫療服務」為主要訴求。經營形態不同，訴求也會隨之不同，但增加患者滿意度及提升其忠誠度的目標是相同的。

患者滿意度、忠誠度的自費醫療行銷

不論是社保醫療或是自費醫療，醫療行銷最重要的工作在於如何將醫療院所的「醫療理念、國際級醫療技術、優質客製化醫療服務」傳播出去，吸引更多的患者（OP、NP）就醫回診，經由患者實際感受，進而增加患者的滿意度及提升其忠誠度。

▌影響滿意度與忠誠度關鍵

1 法律管制門檻

2 轉換成本

3 不可替代醫療

4 回診獎勵計畫

▌患者的滿意度與忠誠度

急重症醫療

忠誠度

社保（健保）醫療

自費醫療

滿意度

▌建立顧客價值、滿意度與忠誠度的組織架構圖

傳統組織圖　➡　以患者為導向的組織圖

高階管理者

中階管理者

第一線人員

患者

患者

第一線人員

中階管理者

高階管理者

患者

患者

Unit 8-5 培植患者關係

客戶關係（Customer Relationships）在一般產業指的是企業為達到長期經營發展目的，主動與客戶建立某種聯繫。此種聯繫可能是一種交易關係，也可能是一種客戶服務上的關係，或是一種特殊目的（新品發表）的接觸機會等。

客戶關係具有「多樣性、差異性、持續性、競爭性、雙贏性」等特性。客戶關係可為交易帶來便利，節省交易成本，更是企業深入了解客戶需求及雙向溝通與滿足需求的機會。

什麼是患者關係

醫療院所經營中的客戶關係，指的是「患者關係」（Client Relationships），同樣具有上述的特性，醫療院所要走向長期經營、品牌發展、自費醫療，更需要著重在「患者關係」的經營。

培植患者關係的好處

應以患者為中心，並強化患者關係經營發展，好處有：(1)可達到有效溝通效益；(2)可快速了解患者的醫療（顯性、隱性）需求；(3)可充分滿足患者醫療需求；(4)增加患者滿意度及提升患者忠誠度；(5)增加患者（OP、NP）回診率及就診量；(6)減少抱怨發生的可能性；(7)可避免患者流失；(8)增加潛在患者（NP）量；(9)可降低醫療行銷預算；(10)提升品牌知名度。

如何培植患者關係與管理

必須有策略的擬定培植患者關係計畫與執行。

1. **分析患者類型**：依就醫回診頻率，分析患者的類型，屬高就醫回診患者或是低就醫回診患者。應將資源投注在高就醫回診的患者關係。

2. **分析醫療需求**：分析醫療需求是屬於「社保醫療」需求？還是「自費醫療」需求？不同的醫療需求，在患者關係的培植與經營上，也會有所不同。

3. **傾聽患者聲音**：不論是既有患者（OP）、新患者（NP）、潛在患者，或是其他利益關係人，都應設置雙向的溝通管道，如0800電話、臨櫃服務、官網、臉書、微博等，用心傾聽聲音。

4. **主動關懷患者**：要培植好的患者關係，更需要主動關懷患者，不論是臨櫃服務、就醫問診、電話詢問、書信等方式，都應採取主動關懷，藉此可了解患者各種需求，找出患者不滿之處，以便後續改善。

5. **成立患者社團**：因應不同醫療需求的患者，可以組成不同社團，如某某病友會。藉由患者社團活動，可以凝聚「醫患」關係。

將患者關係轉成醫療行銷議題

從培植患者關係中找出醫療行銷議題，擬定醫療行銷策略及執行，強化醫療院所品牌知名度、落實關係行銷。

▎患者關係

一般（社保、健保、醫保）

患者　患者關係　醫療院所

有經營

經營後

患者　患者關係（更緊密）　醫療院所

▎培植患者關係步驟

1. 分析患者類型
2. 分析醫療需求
3. 傾聽心聲
4. 主動關懷
5. 成立患者社團

Unit 8-6 衡量患者終生價值

　　除了要有最好的醫療資源外，更要有源源不絕的患者，才能有助於長期經營與品牌發展。

患者終生價值

　　當患者一生中，有任何醫療需求時，都願意到原來的醫療院所回診，這是醫療院所必須關心的，因此，應該關注患者的終生價值（Client Lifetime Value）。

患者的三種終生價值

　　第一種是過去價值，指的是患者到目前為止已實現的患者價值；第二種是現在價值，指患者目前為醫療院所創造的患者價值；第三種是未來價值，指促使患者未來繼續到醫療院所回診，或主動積極向他人推薦醫療院所，從而可能增加的患者價值。

衡量患者終生價值

　　患者終生價值，指的是所有患者終生價值的折現值總和，以此來衡量患者的終生價值。可從三個構面衡量：

1. **時間軸**：醫療院所經由維持與患者的長期關係，建立患者高回診率，從而獲得較高的患者終生價值。
2. **貢獻度**：指患者一生中，在此醫療院所就醫所支付（含社保及自費）費用的總和。要獲得最大的患者終生價值，不僅要有高的患者回診率，更要有高的患者貢獻度。
3. **涵蓋度**：患者終生價值的大小與患者涵蓋度直接相關。從患者涵蓋度思

考，醫療院所可清楚它的現有患者是誰，同時應關注及開拓的潛在患者是誰。

衡量患者終生價值的步驟

1. **蒐集資訊及就醫習性**：蒐集患者的就醫（社保、自費）習性，以及患者資訊：如個人基本資訊、家庭背景、生活習性等，這些資訊及數據，都會隨著時間而改變，需隨時更新且直接會影響患者的終身價值衡量。
2. **定義和計算終生價值**：需定義及計算所有來自患者初始就醫的收益；所有與患者就醫有關的直接變動成本、患者回診率，患者持續購買其他醫材醫藥產品的喜好及其收益；患者推薦給其他人的可能貢獻值。
3. **患者終生價值分析**：可直接以就醫成本、資金投入進行計算，或者根據過去類似的行為模式，利用統計預測患者將來的貢獻。
4. **患者終生價值類型**：醫療院所必須就不同患者類型分類，如高貢獻的患者、高抱怨的患者、回診率低的患者等，根據每一組制定相應的措施。

擬定自費醫療行銷策略

　　衡量患者終生價值的目的，不僅是確定目標市場及了解患者需求，在醫療行銷策略上，是藉由傳播醫療院所的「全方位解決方案、以患者為中心、滿足醫療需求的理念」，增加患者的信賴，進而提升患者的終生價值。

患者終生價值有三種

三度空間終生價值衡量

終生價值

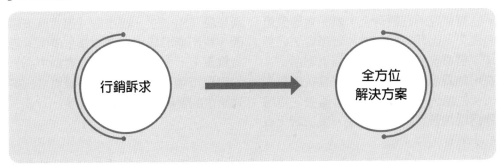

Unit 8-7 如何「留住、增加」患者

醫療院所經營也期望可以「留住、增加」患者而走向長期發展與經營。當可以留住患者，即可借力使力，降低患者流失。如何藉由既有患者及醫療行銷來增加新患者，成了醫療院所長期經營發展的要件。

如何留住患者

醫療院所的經營，亦是志業。需經由留住、增加患者，走向長期發展與永續經營。留住患者的做法有：

1. **終生價值分析**：需就既有患者依「患者終生價值」的高低分析。

2. **經營成效分類**：分析後，找出存有較高無形成本（溝通成本、處理抱怨成本）的患者，將其分成「A、B、C」類。

3. **吸引留住計畫**：當無形成本增加時，對醫療院所經營較不利，因此，吸引留住患者計畫主要是要吸引無形成本低、高回診率的患者。擬定出不同的吸引與留住患者計畫。

留住患者最好的關鍵，在於因應不同患者採用不同的「關係行銷」。

如何增加患者

醫療院所在經營上，難免會碰到患者流失。因此，如何增加新患者，已然成了醫療院所經營的另一個重點所在。在增加新患者前，需先了解且找出患者流失的原因，才可避免患者流失，更可作為增加新患者時的借鏡。增加新患者的步驟有：

1. **找出目標市場**：不論是在社會保險的醫療市場，或是在自費醫療市場中，都必須先行確認目標市場，如此才能有效地開拓新患者。

2. **找出目標患者**：從目標市場中，經由醫療行銷，找出目標患者群。

3. **找出潛在患者**：在目標患者群中，再經由醫療行銷找出真正可能就醫的患者群。

4. **使成為新患者**：由可能就醫的患者群中，經由醫療行銷，使其成為就醫的新患者。

增加新患者的目的

在增加新患者的過程中，如同漏斗般，必須在不同步驟設定篩選要件，進行有效新患者的篩選，篩選而來的，才有助於醫療院所的長期發展與經營。另外，要使增加的新患者後續在有任何醫療需求時，會願意再次回診，如此才可能提升患者的終生價值，並降低患者流失的經營風險。

醫療行銷在「留住患者、增加患者」的訴求

要有效「留住患者（OP）、增加新患者（NP）」，需了解「患者流失原因、找出無形成本、患者終生價值、患者貢獻度」，並找出「以患者為中心」的目標市場，提供以滿足醫療需求方案為訴求的醫療行銷策略與執行。

▌醫療院所經營關鍵

▌增加新患者流程

▌吸引、留住、增加患者模型

Unit 8-8 從患者經驗管理到一對一醫療整合行銷

　　想要留住患者，就必須做好患者經驗管理（Client Experience Management, CEM）。應著重在以患者為中心的「滿足全程醫療需求、患者終生價值」為出發點，經營與患者的長期關係。

患者經驗管理新思維

　　醫療院所在經營「患者經驗管理」時，不應為了經營而經營，而是需要有「策略性」思維的經營。

　　患者經驗管理（CEM）是一套長期發展的經營管理制度。它的目標，在於縮短既有患者（OP）回診週期和就醫成本、增加收益、尋找開拓新患者（NP）所需的目標市場，以及提高患者終生價值、患者滿意度、患者忠誠度。創造三贏（患者、員工、醫療院所）局面的策略思維。

患者經驗管理的三個面向

　　包括醫療院所識別、獲取、發展和留住患者的整個「醫患」經驗經營的過程。因此患者經驗管理包含了三個面向：

1. 經驗管理：「醫患關係」是醫療過程中最重要的關鍵，而非僅只是「醫病關係」。除了滿足「醫病關係」外，更需與患者在「就醫經驗」上經營，需蒐集患者的「背景」，如「患者個人基本資料、家庭成員背景、工作經歷及興趣嗜好」等「人際資料」與「就醫經驗」進行分析。藉此建立「醫患關係」並予以經營，有好的

「經驗管理」才能做到患者關懷，才有利於「患者回診」。

2. 流程管理：是以「患者為中心、患者需求為導向」，從就醫的「前、中、後」進行流程管理，除了既有的標準化作業程序外，更需因應患者在就醫前、中、後的個別需求，提供客製化的流程服務及管理。

3. 需求管理：除滿足患者的醫療需求外，也必須以患者終生的醫療（顯性、隱性）需求為之規劃提供預防醫學諮詢，並予以滿足。再者，也需滿足患者在就醫前、中、後的相關醫療及服務，如此完善的諮詢、規劃、診斷、治療等全程需求管理，才可為患者創造終生醫療價值。

患者經驗管理的目的

　　主要是從累積個別患者的就醫行為，再經由大數據（Big Data）分析，擬定出「留住患者、增加新患者」的經營策略。更重要的，就是要改善患者就醫「3長2短」的狀況。

從患者經驗管理（CEM）到一對一（O2O）醫療整合行銷

　　從患者經驗管理系統中，可依不同醫療需求趨勢，找出個別有此醫療需求的患者資料。再依個別患者的醫療需求不同，進行一對一（Online to Offline, O2O）的自費醫療整合行銷，如此可更精準吸引患者（OP）的回診，也可增加新患者（NP）的就醫量。

從CEM到三贏

患者經驗經驗管理三大核心

CEM → O2O

自費醫療整合行銷
問題分析與管理

9

Unit 9-1 界定自費醫療整合行銷問題

分析完經營環境後,接下來在於界定「問題」。「現況」與「目標」兩者之間的落差,即是「問題」所在。

如何界定「行銷問題」,實屬極為重要的關鍵。

如何界定自費醫療整合行銷問題

界定「整合行銷問題」需要「找出問題、認清問題,然後解決最需要處理的整合行銷問題」。但往往為了追求結果,而導致沒用心且花時間去「界定問題」。經常草率提出問題,卻又花很多時間在解決這個不重要且不是問題的問題。

界定自費醫療整合行銷問題的關鍵

在界定行銷問題時,先把行銷問題簡單化、明確化、精確化陳述問題遠比解決問題來得重要。先界定行銷問題,再解決行銷問題,那麼問題就解決了一半。

界定五大構面的自費醫療整合行銷問題

醫療院所經營受到高度管制及依賴社保醫療經營的特性,因此過往鮮少思考醫療行銷問題,但隨著總額給付限制、點值下降,以及自費醫療市場的高度競爭,促使醫療院所在經營發展上,開始關注醫療行銷議題,因此,要從界定行銷問題開始。界定可能存在的醫療行銷問題有:

1. **整合目標市場面**:第一個行銷問題,可能在於找錯目標市場,所以界定對的「目標市場」是重點。在不對的目標市場,投注再多的行銷資源,也不會有好結果。

2. **整合行銷策略面**:第二個行銷問題在於行銷策略,不對的行銷策略再怎麼執行,結果還是一樣的錯誤。

3. **整合行銷企劃面**:當在對的目標市場、在對的行銷策略下,也要有對的行銷企劃,才會有好的結果,所以界定行銷問題的第三構面,就是界定「行銷企劃面」的行銷問題,當行銷企劃出問題,行銷企劃執行及成效也會事倍功半。

4. **整合行銷執行面**:可能存在行銷問題的第四構面,在於「行銷執行面」的行銷問題,因此,當行銷執行力也出問題時,將會導致不利的行銷結果,所以需界定行銷執行面的行銷問題,才能有助於更具時效性的執行結果。

5. **整合行銷成效面**:最後在界定行銷問題時,可以從行銷第五構面思考。界定「行銷成效面」,需要從「投入成本、預期效果、可能存在的風險」等問題思考。

自費醫療整合行銷是協助醫療院所經營發展最重要的關鍵,也是協助醫療院所能快速有效進入自費醫療市場最好的做法。所以要有好的行銷結果,先要界定行銷問題,再來解決問題。清楚界定行銷問題,就成功一半了。

界定自費醫療整合行銷問題三大關鍵

界定自費醫療整合行銷問題

Unit 9-2 面對自費醫療整合行銷問題

醫療整合行銷企劃人員在界定完醫療行銷問題後,接著就是要如何「面對醫療整合行銷問題」。在面對行銷問題時,需要具備六種正確的態度。

「CHANGE」這個英文單字是「改變」的意思,意指在面對醫療行銷問題時,也需要應用「CHANGE」的態度,來面對所有的醫療行銷問題。

面對自費醫療整合行銷問題,就是要有「CHANGE」的態度

在面對自費醫療整合行銷問題時,需要具備「CHANGE」的態度,「CHANGE」分別代表了六種面對行銷問題的「態度」。

C:Communication(溝通):在面對醫療行銷問題的第一種態度就是要「溝通」。當面對醫療行銷問題時,如果不會溝通、不善於溝通,那醫療行銷問題永遠還是問題。「溝通」最主要是用來釐清找出醫療行銷問題所在,經由與內外部利益關係人積極、有效、互動、充分溝通,才能更清楚掌握醫療行銷問題的根源。另外,要避免錯誤的溝通,才不會把行銷問題複雜化而難以解決。

H:Habit(習慣):能夠且勇於面對醫療行銷問題是一種「承擔」,更是一種「習慣」。當然習慣有好習慣,也有壞習慣。好的習慣有助於面對醫療行銷問題及釐清找出醫療行銷問題;反之,壞的習慣只會變成迴避面對醫療行銷問題,讓醫療

行銷問題變得更複雜、更難處理。養成面對醫療整合行銷問題的「好習慣」,可以從每天檢視目前所處的醫療行銷狀況是否存在任何問題開始。

A:Action(行動):面對醫療行銷問題,也是一種行動。除了面對問題外,更要從行動中找出醫療行銷問題背後真正的成因。

N:NO.1(擺第一):「NO.1」的態度在於需把如何面對醫療整合行銷問題擺在日常行銷工作中的第一位,如此才能即時面對醫療行銷問題的狀況。

G:Goal(目標):面對醫療行銷問題,也要有設立「目標」的態度。設立「目標」的意義在於想要面對醫療行銷問題到什麼程度。要有效解決醫療整合行銷問題,目標的設立非常重要。

E:Express(表達):要有效面對醫療整合行銷問題的第六種態度是「表達」。經由表達,可以充分了解、解決與掌握可能存在的醫療整合行銷問題。

具備面對醫療整合行銷問題的六種態度「C、H、A、N、G、E」,將可使醫療整合行銷問題變得更清晰、更具象化、更可系統性思考問題的關鍵所在。當可釐清找出醫療整合行銷問題時,才能解決。因此,面對醫療整合行銷問題就是一種「CHANGE」的「態度」。

面對整合行銷問題的六種態度（CHANGE）

CHANGE

C 溝通：要積極、主動、充分

H 習慣：養成習慣面對問題

A 行動：找出問題背後的成因

N 第一：把面對行銷問題擺第一

G 目標：設定解決問題的目標

E 表達：善於將行銷問題表達出來

Unit 9-3 解決自費醫療整合行銷問題步驟

怎麼解決整合行銷問題

想要有效解決自費醫療整合行銷問題，不是只憑感覺，需要「有理有據、有系統性、邏輯性思考及完整地解決醫療行銷問題的步驟」，並依循七大步驟解決。

步驟一：界定整合行銷問題

要有效地解決行銷問題，始於界定問題，旨在釐清行銷問題的輪廓及範疇，包含：有待解決的問題是什麼？是否有什麼樣特殊的考量或限制？如何評價解決方案的成效？預期解決的時程？

要界定行銷問題，一定要深入蒐集資料、深入研究、提出疑問、與利益關係人充分溝通、多方探索，然後提出一份「問題陳述」。

步驟二：架構出整合行銷問題

接著是運用系統性、結構化的圖表，如邏輯樹狀圖，將行銷問題拆解成一系列清晰、全面且易於操作的子議題，提出以事實為基礎的假設，以及足以支持假設的論點。

步驟三：排定解決優先順序

在資源及時間有限的狀況下，要找出最具影響解決行銷問題的核心關鍵因素，將資源及時間投注在此，並剔除「不具關鍵的行銷議題」，進而排定待解決行銷問題（議題）的優先順序。

步驟四：自費醫療整合行銷問題（議題）分析

根據事實蒐集有效且高品質的資料，與行銷問題（議題）或假設進行比對及交叉分析。在此認清哪些分析作業是非做不可，且可得出最多有力證據，是非常重要的。

步驟五：收斂且彙整

整合行銷問題容易被發散，接著是行銷問題（議題）的解讀及收斂彙整。在解讀與收斂彙整時，不是在摘要行銷問題（議題），而是抽絲剝繭找出關鍵的行銷問題（議題）所在。

步驟六：構思故事整合行銷情節

說故事是最容易讓人理解的方式，因此，構思解讀和分析資料之後，將所解讀、收斂、彙整出來的的資料，以有「情境」的方式構思成故事情節，並可利用「金字塔架構」的說故事方式來呈現，更能讓人明瞭。

步驟七：簡報成果

最後階段，就是如何用條理分明的簡報架構，讓重要的決策者及行銷團隊採信或接納最終的成果。利用一頁簡報法，「只傳遞一個明確主張或論點」的原則，並將支持論點的數據或資料製成圖表、加以具象化，透過一頁頁簡報，進入所建構的故事。

系統性思考有助解決整合行銷問題

自費醫療整合行銷問題，每天都在發生，要有效解決整合行銷問題，就需要依循「有理有據、有系統性、邏輯性思考及完整的七大步驟」解決醫療整合行銷問題。

金字塔思考

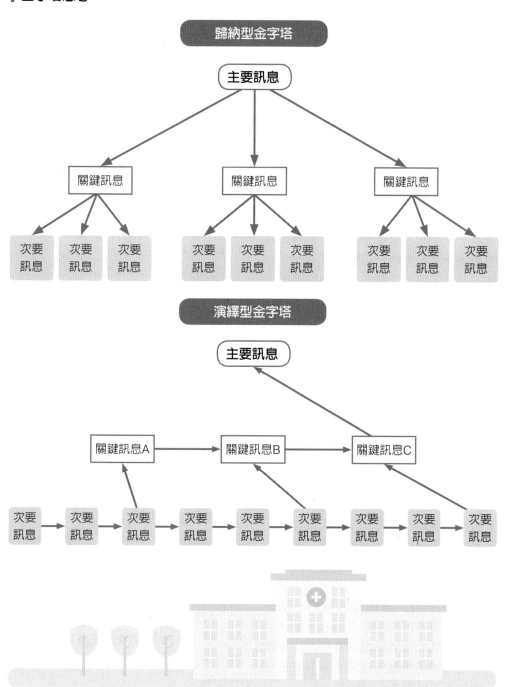

Unit 9-4 解決自費醫療整合行銷問題工具 ── KJ 法

在眾多解決醫療整合行銷問題的工具中，KJ法是依事實根據來分析行銷問題的最佳分析工具之一。

KJ法的概念

「KJ法」是由東京大學教授、人文學家川喜田二郎所創立，KJ是他的姓名英文縮寫。

川喜田二郎教授在多年的野外調查中，總結出一套科學發現的方法，即把乍看上去根本不想蒐集的大量事實如實地捕捉下來，透過對這些事實進行系統性的分析、組合及歸納，發現問題的全貌，進而建立假說或創立新論點，這就是KJ法。

應用KJ法分析行銷問題的八步驟

1. **準備開始**：與會人員有行銷主持人和行銷相關4～7人。準備好黑板、粉筆、50張大型便利貼、大張海報紙、文具。
2. **集思廣益會議**：就欲分析的行銷問題，由主持人請與會人員提出30～50個想法，將這些想法，依序寫到黑板上。
3. **製作便利貼（卡片）**：經討論將提出的想法概括成1～2句的短句，寫到便利貼上。每人寫一套。這些便利貼稱為「基礎卡片」。
4. **歸納成小組**：讓與會者按自己的思路，各自進行便利貼的分組，把內容論點相同的便利貼歸類在一起，並加一個適當的標題，用綠色筆寫在一張卡片上，稱為「小組標題卡」。
5. **歸納成中組**：再將內容相似的「小組標題卡」歸在一起，再給一個適當標題，用黃色筆寫在一張卡片上，稱為「中組標題卡」。不能歸類的自成一組。
6. **歸納成大組**：再把中組標題卡和自成一組的便利貼中內容相似的歸納成大組，加一個適當的標題，用紅色筆寫在一張卡片上，稱為「大組標題卡」。
7. **編排便利貼（卡片）**：將所有分門別類的便利貼，以其隸屬關係，貼到大張海報紙上，並用線條把彼此有聯繫的連結起來。如編排後發現不了有何聯繫，可以重新分組和排列，直到找到聯繫。
8. **確定方案**：將便利貼（卡片）分類後，就能分別地暗示出分析行銷問題的方案或顯示出最佳假設。經會中討論或會後專家評判確定方案或最佳設想。

KJ法在分析醫療整合行銷問題上的優缺點

優點：可以促進整合行銷團隊學習，開拓視野，突破部門藩籬，並獲得整體的觀點，有助於減輕內部矛盾，並將精力集中於分析解決整合行銷問題，而不是內部耗損。

缺點：需要較有經驗的整合行銷主管引導，才能有效地促成坦誠與開放的態度，並在分類與歸納過程中形成合理的答案。

KJ法

情報便利貼（卡片）群組化

Unit 9-5 解決自費醫療整合行銷問題工具——魚骨圖法

　　想要分析又要解決醫療行銷問題？魚骨圖是廣爲應用的工具之一，魚骨圖又稱爲「特性要因圖」。

魚骨圖法

　　是日本管理大師石川馨先生所提出，故又名「石川圖」。魚骨圖是一種著重數據與事實，透過現象看本質的分析方法，發現問題「根本原因」或找出問題「解決方案」，就相互關聯性整理而成層次分明、條理清楚，並標出「根本原因（或解決方案）」的圖形，又叫「因果分析圖」。

魚骨圖有二種類型

1. 找「原因」魚骨圖（魚頭向右是用來找問題原因，魚頭特性值通常會以「爲什麼……」來寫）。
2. 找「對策」魚骨圖（魚頭向左是用來找方法對策，魚頭特性值通常會以「如何提高／改善……」來寫）。

分析問題原因或解決方案

1. 針對問題點（或解決方案），選擇層別方法。
2. 按集思廣益分別對各層別類別找出所有可能成因（或解決方案）。
3. 將找出的各要素進行歸類、整理，明確其從屬關係。
4. 分析選取重要成因（或解決方案）。
5. 檢查各要素的描述方法，以精簡字句呈現。

魚骨圖的製作

　　專業的魚骨圖畫法，有很多細節要求，例如，魚骨分支一定要以45度角連接，長短粗細有一定的規定，甚至魚頭的方向、分支層次、題目的設定都要按照一定標準等等，利用圖像化的輔助，讓人容易理解進而找出問題成因，或是找出解決方案。

繪製魚骨圖步驟

1. 由整合行銷專案負責人召集成員組成一個工作組，該組成員必須對問題有一定深度的了解，並確定是要找問題（魚頭向右）還是要找解決方案（魚頭向左）。
2. 將擬找出問題原因（或解決方案）的問題寫在魚頭的框內，並與其魚尾連成一線，該線稱爲魚脊。
3. 在魚脊上畫出與魚脊成45度角的直線，並在其上標示出引起問題的主要原因（大要因），這些成45度角的直線稱爲大骨。
4. 討論找出問題出現的可能原因（或解決方案的想法），對引起問題的原因（或解決方案的想法）進一步細分，畫出中骨（中要因）、小骨（小要因），盡可能列出所有因素。
5. 針對問題的成因（或解決方案）再問爲什麼？這樣至少深入五個層次（連續問五次爲什麼），並對魚骨圖進行優化整理。
6. 當深入到第五個層次後，認爲無法繼續進行時，列出這些問題的成因（或是解決方案）進行討論。

　　好的魚骨圖呈現，將有助眞正地找問題或是找出解決方案。

何謂魚骨圖

魚頭向左，找答案（策略）

魚頭向右，找問題（原因）

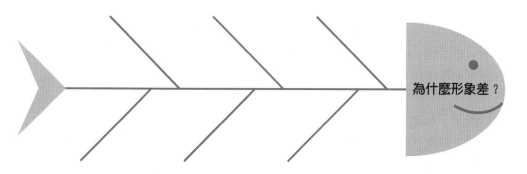

Unit 9-6 解決自費醫療整合行銷問題工具──MECE 分析法

要解決自費醫療整合行銷問題，另一個極為好用的解決工具名為「MECE分析法」。

什麼是MECE分析法？

「MECE」是「Mutually Exclusive Collectively Exhaustive」的縮寫，意指「相互獨立，完全窮盡」。也就是對於一個重大的醫療行銷問題（議題），能夠做到不重疊、不遺漏的分類，且能夠藉此有效把握問題的核心，並解決問題的方法。

所謂的不重疊、不遺漏是指在就某個整體（不論是客觀存在的還是概念性）劃分為不同的分類時，劃分後的各分類需符合以下要求：

1. 各分類之間相互獨立（Mutually Exclusive）
2. 所有分類完全窮盡（Collectively Exhaustive）

「MECE」的「相互獨立」意指在問題的分類是在同一維度上，並有明確區分、不可重疊的特性；「完全窮盡」意指全面且周密。

「MECE」的重點在於幫助行銷企劃人員找到所有影響預期行銷效益或目標的關鍵因素，並找到所有可能的解決方案，且「MECE」可協助行銷主管進行行銷問題或解決方案的排序、分析，且能從中找到最佳的行銷問題解決方案。

「MECE」的兩種做法

1. 在確立醫療行銷問題時，應用繪製魚骨圖的方式，在確立「主要問題」的基礎上，再逐個往下層層分解，直至將所有的行銷問題都找到，經由問題的層層分解，可分析出關鍵的行銷問題和初步解決問題的方案。
2. 另一種方法是集思廣益找到主要的行銷問題，然後在不考慮現有資源限制的基礎上，考慮解決該行銷問題的所有可能方法，在此過程中，要特別注意多種方法的結合有可能是個新的解決方法，然後再往下分析每種解決方案所需要的各種資源，並經由分析比較，再從上述多個方案中找到目前狀況下最佳的解決方案。

MECE分析自費醫療整合行銷問題步驟

MECE分析醫療行銷問題時，主要步驟為：(1)確認問題是什麼？(2)尋找MECE的切入點。

MECE的原則

即是把一個自費醫療整合行銷問題分解為若干個更細的工作任務的方法。它主要有兩條原則：

原則1：完整性，分解自費醫療整合行銷問題的過程中不要漏掉某項，要保證完整性。

原則2：獨立性，強調每項解決方案之間要獨立，每項解決方案之間不要有交叉重疊。

面對複雜的自費醫療整合行銷問題時，最重要的是如何抽絲剝繭，並正確地找出關鍵的核心問題，進而提出最佳可行性的解決方案。應用「MECE法」是在眾多解決自費醫療整合行銷問題的方法中，最為有效的方法之一。

「MECE」的要求

「MECE」的要求

分類間相互獨立

分類要完全窮盡

「MECE」主要的兩種做法

魚骨圖法

集思廣益法

「MECE」分析步驟

①

確認問題是什麼？

②

找出「MECE」的切入點

MECE原則

完整性

＋

獨立性

Unit 9-7 解決自費醫療整合行銷問題工具 —— 腦力激盪

對自費醫療整合行銷問題及要解決自費醫療整合行銷問題，非單一個人的事，而是團隊的事，所以需要用團隊的力量來解決自費醫療整合行銷問題，因此，「腦力激盪」（Brainstorming）成了團隊最佳解決自費醫療整合行銷問題之工具。

什麼是「腦力激盪」

指：如何將不同工作角色的人員，以團隊合作的方式進行「創造性解決問題」的方法。

腦力激盪法有4大基本原則

原則1：嚴禁批判，不批判他人發言，才能讓所有成員自由發揮聯想。

原則2：自由聯想，無拘束地暢所欲言，在輕鬆愉快的氣氛下，流暢地思考。

原則3：先量後質，運用先發散後收斂的方式，圍繞在主題的聯想，徵求大量點子。

原則4：整合改善，以彼此的發想為基礎，不斷激盪出更好的新點子，甚至允許團隊中出現與他人相似的發想。

7個步驟讓討論更聚焦

步驟1：確立具體的行銷問題。醫療行銷問題有很多可能的面向，但每一次的「腦力激盪」會議，只需確立一個具體討論的行銷問題（討論的主題）。

步驟2：成員坐成U字狀，備有海報紙及便利貼。坐成U字型，可便於成員間的對話與交流互動及討論。討論時，可先將想法寫在便利貼上，經討論後將其編號，再貼在海報紙上。

步驟3：由熟知「腦力激盪」的主持人，引導討論。在會前，主持人要知悉欲討論的醫療行銷問題可能發想的領域，在會中引導從不同角度思考聯想，並掌握討論氣氛、鼓勵成員踴躍發言。

步驟4：邀集跨領域人才與會。醫療院所會出現行銷問題，絕非單一構面的事，所以在舉行「腦力激盪」會議時，可邀集跨領域（主要利益關係人）人員與會，最佳的會議人數可在5～8人之間。這樣的人數有利於跨領域進行自由聯想的討論。

步驟5：鼓勵自由發言，詳實記錄。由於與會成員是來自跨領域的利益關係人，因此主持人需要引導並鼓勵不同領域的成員，就此探討的醫療行銷問題踴躍發言。另就會議中所有發言，藉由全程錄音，再以逐字稿方式記錄，有助後續找出解決行銷問題方案之用。

步驟6：稍作休息，再討論。進行50分鐘左右，可稍作休息，再繼續進行。充分休息，可讓與會成員從客觀的角度思考及反饋其他人提出的點子。

步驟7：可行性方案評估。以「獨立性」與「現實性」進行所有解決方案的可行性評估，並可依預期成效，將可行性方案進行排序。

腦力激盪四原則

不批評　　自由聯想　　先量後質　　整合改善

如何聚焦討論

01	確立問題
02	坐成U字型便於互動
03	主持人要善於引導
04	跨領域專業人員與會
05	自由發言及記錄
06	休息後再討論
07	可行性方案評估

Unit 9-8 提升解決自費醫療整合行銷問題的五種能力

醫療院所在自費醫療高度競爭中，經由創造利益關係人價值，最好的方式是用「自費醫療整合行銷」提高患者回診率，以及新患者的就診量。然而，在動態競爭環境中，也會有層出不窮的行銷問題發生，要能即時有效地分析並解決行銷問題，還有就是需要「提升解決整合行銷問題的五種能力」，方能因應瞬息萬變的醫療行銷環境。

解決整合行銷問題的首要關鍵在「人」

要解決自費醫療整合行銷問題前，先要用對的行銷企劃員工，且行銷企劃員工要有的特質是：⑴態度（attitude）：良好的為人處事態度；⑵習慣（habit）：養成良好的生活及工作習慣；⑶技巧（skill）：具有應對進退的技巧；⑷知識（knowledge）：專業的知識背景；⑸分享（share）：願意將經驗分享出去。

提升解決醫療行銷問題的五種能力

1. **成就力**：需要有「成就力」，因為成就動機強，才會有企圖心解決醫療行銷問題；反之，沒有成就力，只會選擇迴避，視而不見。
2. **覺察力**：面對自費醫療整合行銷問題，需要有敏銳的覺察力，能預先覺察到可能發生的問題所在，當問題發生時，可精準地覺察到問題核心，更能覺察到解決行銷問題的方案。
3. **創意力**：解決自費醫療整合行銷問題，絕非只有一種方案，因應動態競

爭環境，需要有更多的創意思考，經由創意思考，擬定出不同創意的因應對策，來解決自費醫療整合行銷問題。

4. **批判力**：面對自費醫療整合行銷問題，需要的是高度的反思及高度的批判，對於問題需要批判，從批判中找出核心關鍵的問題所在。另在擬定有創意的解決方案後，經由沙盤推演及高度的批判，可從中找出最佳的解決方案，才能有贏的契機。此外，就解決後的成效也需批判，因為成效的檢討就是最佳的批判時機，進而找出改善方案。
5. **執行力**：再好的解決方案，沒執行或執行力不佳，結果當然會令人失望。因此，可藉由檢核表的方式，確認如何來提升及落實執行的成效。

經由提升上述五種能力，對於分析及解決自費醫療整合行銷問題才能更精準有效。可用在分析及解決自費醫療整合行銷問題程序中，如：
1. 在界定行銷問題時，可善用「成就力、覺察力」。
2. 在釐清行銷問題時，可善用「覺察力、批判力」。
3. 在擬定解決方案時，可善用「覺察力、創意力」。
4. 在選擇解決方案時，可善用「創意力、批判力、執行力」。
5. 在進行成效檢討時，可善用「創意力、批判力」。

▌解決自費醫療整合行銷問題關鍵因素

▌自費醫療整合行銷與五力

五力 自費醫療 整合行銷	成就力	覺察力	創意力	批判力	執行力
界定	✓	✓			
釐清		✓		✓	
擬定方案		✓	✓		
選擇方案			✓	✓	✓
檢討成效			✓	✓	

Unit 9-9 自費醫療整合行銷目標管理

解決自費醫療整合行銷問題的過程，亦是一種目標管理（Management by Objective, MBO）。指在解決醫療行銷問題初期，會先行設定目標，而後開始分析、解決、成效評估、獎勵等，這是一種目標管理的過程。

設定目標的SMART原則

目標管理要有效，需從設定的目標開始，當目標設定符合了「SMART原則」，將便於目標管理，SMART原則指的是：

S（Specific）明確性： 設定目標的範圍需要明確，而非空泛。

M（Measurement）衡量性： 需具體可衡量，並將可衡量的目標分成大、中、小。再由小至中到大，達成目標。

A（Attainable）實現性： 都需是可實現的，而非僅是理想。目標可以實現對個人、對行銷團隊而言才有意義。

R（Result-based）結果導向： 目標是基於結果設定，而非行動或過程。因此，設定一個以結果為導向的目標，對行銷團隊或個人而言，才具有意義。

T（Timely）時限性： 應當有時間限制。時限性的要求可以讓你明確短期、中期、長期的時限。

目標管理的功能

目標管理是具指標性的管理、系統整合的管理和重視成效管理，以及重視個人的管理，因此，目標管理有以下功能：⑴克服傳統管理的弊端；⑵提高個人及團隊的工作成效；⑶使成員的能力得到激勵和提升；⑷改善人際關係。

目標管理的優缺點

任何管理機制都有一體二面，目標管理也是一樣具有兩個方面，既有積極的優點，又有本身局限性的缺點。

目標管理的優點：⑴形成激勵；⑵有效管理；⑶明確任務；⑷自我管理；⑸有效控制。

目標管理的缺點：⑴目標難確定；⑵目標短期化；⑶目標修正不靈活。

解決自費醫療整合行銷問題也要有管理系統

醫療院所要有效分析及解決自費醫療整合行銷問題，除了必須要有好的分析解決工具外，更要有一套好的管理系統，應用「目標管理（MBO）」來管理分析解決行銷問題的系統。導入目標管理時，也需在團隊內部進行相關目標管理的說明及教育訓練，讓所有成員了解目標管理的真諦，以及如何使用目標管理來協助個人及團隊完成任務。

目標管理的成敗與否，最重要的是，需要決策者的支持與激勵，還有就是團隊成員間的互動溝通與協調。不僅僅是個人的目標管理，更重要的是，屬於團隊的目標管理。

目標管理是用來監督及控管，讓自費醫療整合行銷問題可以在限定的時間內、有明確的目標、可衡量的狀況下，以結果導向來實現解決整合行銷問題的管理系統。

PDCA（Plan-Do-Check-Act）循環的八個步驟

擬定自費醫療整合行銷策略 10

Unit 10-1 自費醫療整合行銷演進

醫療供需的改變

醫療供需，隨著「政策、社會、經濟、科技、生活習慣」的改變而改變。

醫療供給也隨之由社保（健保、醫保）醫療供給，發展至自費醫療供給；醫療需求也由接受社會保險醫療，到為了可活得更健康、更美麗、更長壽，轉而自行付費接受自費醫療。

隨著醫療供需的改變與轉型，醫療行銷也需因應此改變與轉型而調整。

醫療行銷演進

早期在高度政策管制、高度社會保險（健保、醫保）的補助下，醫療院所不需任何的醫療行銷即可經營的很好。

隨著「醫療政策的開放、社保（健保、醫保）的補助限制、醫療院所供給增加、患者醫療意識抬頭」等因素，醫療院所開始注意到，需要應用醫療行銷來吸引閱聽眾（潛在患者）及患者對醫療院所形象、醫療技術的注意；另更希望藉由醫療行銷增加患者（NP、OP）的就醫回診量。

未來醫療院所經營除了醫療技術、醫療團隊外，醫療行銷亦成了經營的主要關注議題，也可說是「成也醫療行銷，敗也醫療行銷」。

高明的醫療行銷必須以「患者為中心，患者需求為導向」，以此為前題進行醫療行銷；務必切記，不可以「太商業化」的行銷手法從事醫療行銷，這樣除了會引來社會及患者觀感不佳外，更

可能觸犯相關法律而受罰，所以此法不可採。

以「產品」為導向的醫療行銷

醫療院所的經營若只著重在「醫療」本質，則只會在院內的公布欄、或是在診間內，運用醫療行銷凸顯並強調「醫生、醫療團隊、醫療技術」等「產品」訴求，來吸引患者或陪同者（潛在患者）注意，提升醫療形象，增加患者就醫回診。

以「患者」為導向的醫療行銷

在「社保（健保、醫保）補助的總額與點值限制、患者自費醫療需求增加」的狀況下，醫療院所的經營即著重在「患者」需求。醫療行銷也開始走到院外，進行「設立官網、提供網路掛號、寄發紙本醫訊給患者及社會民眾、推廣必要性的自費醫療服務」等醫療行銷手法。

藉由「差異化」醫療行銷與競爭者區隔，形塑醫療院所品牌。

以「價值」為導向的自費醫療整合行銷

基於創造「價值」為前題，經營著重在創造三方（患者、員工、院所）「價值」三贏的局面。自費醫療行銷將以「創造價值」的互動性醫療行銷為重點，藉此創造三方價值。

醫療行銷絕不可太商業化，否則物極必反。

自費醫療供給面限制

自費醫療整合行銷應注意

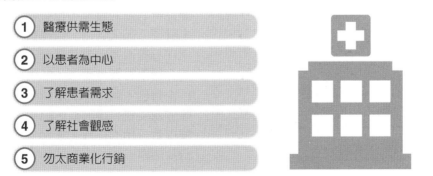

Unit 10-2 自費醫療整合行銷策略的關鍵資源

醫療院所採專業分工的經營形態，在過度競爭的過程中，醫療整合行銷（企劃）部門也隨之被廣為設立，或醫療整合行銷（企劃）部的運作更為被重視，因此，醫療整合行銷部的醫療行銷策略擬定，便成了所有工作重點所在之一。

自費醫療整合行銷策略的關鍵資源

要擬定好的自費醫療整合行銷策略，必須掌握重要的內外部關鍵資源，內部關鍵資源有：人、團隊、行銷議題、調查研究分析。外部資源有：機會與威脅、策略聯盟等。分別說明如下：

內部關鍵資源

1. **人**：醫療整合行銷是一種極需「創意」與「敏銳度」的工作，因此，在招募醫療整合行銷人員時，以具有此特質的人才為主。
2. **團隊**：醫療整合行銷需要的是團隊合作，所以醫療整合行銷團隊建立（Team Building）時，應由「多元性」的行銷企劃人員組成。
3. **行銷議題**：自費醫療整合行銷需要的是「行銷議題」，從「以患者為中心，以滿足患者需求為導向」創造更具吸引力的行銷議題，讓此行銷議題成為廣為周知的「話題」。
4. **調查研究分析**：醫療整合行銷絕非憑感覺，而是需要對醫療市場調查、研究、分析，才能創造出具話題性的醫療整合行銷議題。

外部關鍵資源

1. **機會與威脅**：醫療整合行銷要成功，在於快速掌握外部市場的「機會與威脅」，從患者需要角度，找出醫療市場的機會點，並可避開競爭者及政策的威脅，清楚了解主要競爭者的策略，擬定出相應的差異化自費醫療整合行銷策略。
2. **策略聯盟**：自費醫療整合行銷如何有效打到目標市場？有一個重要且有效的做法，就是借力使力「策略聯盟」，藉此可快速有效的把醫療整合行銷議題傳遞給目標市場的潛在患者。有效可用的策略聯盟夥伴如：同業有不同科別的院所，異業有網路媒體、臉書、電視、平面媒體、企業福委會等。不論是哪一種策略聯盟夥伴，重要的是在合作模式，及合法（醫療法、刑法、民法、消費者保護法、公平交易法等）且快速有效把醫療整合行銷議題傳達給目標市場的閱聽眾（潛在患者）。

掌握了自費醫療整合行銷內、外部的關鍵資源後，接著就是將這些關鍵資源進行有效的整合，自費醫療整合行銷主管要「知人善用、找出目標市場機會所在、釐清避開政策威脅、深度調查研究分析潛在醫療需求、能集思廣益創造行銷議題、藉由好的策略聯盟夥伴發揮團隊效益快速連陣」，進而產生自費醫療整合行銷的綜效，成為自費醫療整合行銷話題王。

▋自費醫療整合行銷策略的關鍵資源

▋以患者為中心，以需求為導向的自費醫療整合行銷策略

Unit 10-3 如何發展獨特的自費醫療整合行銷策略

在過度競爭的市場中，醫療院所要如何勝出，有一個很重要的關鍵，取決於醫療院所的醫療整合行銷策略，是否可以吸引新患者（NP）的就醫，以及留住既有患者（OP）的回診。

如何發展獨特的自費醫療整合行銷策略

自費醫療整合行銷策略是醫療院所以患者為中心，並以滿足患者需求為導向，依據患者經驗、產業環境（PESTEL）分析、醫療產業生態（五力）分析、醫療院所（SWOT）分析、市場調查、市場研究等分析，找出患者顯性需求及隱性需求，經由醫療院所內部的「醫療服務（產品）、價格（自費醫療）策略、通路策略、促銷策略」等，進而發展各項醫療整合行銷活動，滿足患者需求的醫療及服務，並可實現醫療院所永續經營。

發展自費醫療整合行銷策略要件

自費醫療整合行銷策略要有效，必須基於「以患者為中心，滿足需求為導向，為患者創造價值」為前提。擬定醫療整合行銷策略有五個要件：

1. **產業環境分析**：經由醫療產業環境的PESTEL分析，尤其需著重在「社會、經濟、法律」環境的分析，由此可更加了解在大環境下民眾的生活習性。

2. **產業生態分析**：針對所處的醫療產業生態進行五力分析，就現有競爭者的威脅、新進競爭者的威脅、替代性威脅、供應商的議價、患者（自費醫療）議價等進行分析，找出「經營之道」。

3. **3C分析**：好的自費醫療整合行銷策略，亦需先行對「主要競爭者、次要競爭者、患者及醫療院所自身」進行3C分析，有助於了解如何將「有限的醫療整合行銷資源」投入何處。

4. **醫療院所SWOT分析**：整合3C分析於SWOT進行分析及擬定SO、ST、WO、WT策略。主要是要找出醫療院經營的「目標市場」所在。

5. **醫療整合行銷資源**：在擬定醫療整合行銷策略前，要先了解有多少資源，沒有資源是不會有好策略產生。因此，要了解醫療整合行銷之「預算、人、跨部門資源、高層主管支持」等，又以高層主管的支持最為重要。

經由這五要件的分析及整合，才能發展出獨特的醫療行銷策略。

自費醫療整合行銷 11Ps 策略

自費醫療整合行銷11P，指的是「醫療（產品Product）、自費醫療價格（Price）、通路（Place）、促銷（Promotion）、公關（PR）、行銷人員（People）、行銷專案（Project）、政策力（Power）、調查研究（Probe）實體環境（Physical Evidence）、流程（Process）」這11個P的策略擬定。

自費醫療整合行銷只要在「以患者為中心，滿足需求為導向，為患者創造價值」的前題，並且「前置分析做得紮實，有適切的醫療整合行銷資源配合」，醫療整合行銷策略即具有「獨特性」。

醫療行銷11Ps策略

Unit 10-4 自費醫療整合行銷 STP 策略

醫療院所經營最主要是在於創造「價值」的過程，而如何更有效地創造「價值」？需有賴於自費醫療整合行銷的策略規劃與執行，其中又以自費醫療整合行銷的「STP策略」最為主要。

自費醫療整合行銷 STP 策略

自費醫療整合行銷STP策略，指的是透過「明確市場區隔（Segmentation）→選擇目標市場（Targeting）→找出鮮明定位（Positioning）」的過程，集中所有的醫療整合行銷資源，聚焦在會願意到醫療院所就醫的新患者（NP）、願意再回診的既有患者（OP），及相關的利益關係人。醫療整合行銷STP策略有：

S：明確市場區隔

不論是在社保醫療市場或是自費醫療市場，經由醫療院所內部的患者關係管理系統，進行患者大數據（Big Data）分析患者就醫（社保醫療、自費醫療）類型與就醫（醫療需求、回診）習性，並推估未來醫療供需趨勢，進而在社保醫療及自費醫療，進行更明確的市場區隔。有了明確的市場區隔，對於患者而言，可更清楚了解醫療院所提供的醫療服務為何，供其選擇。

T：選定目標市場

在明確的市場區隔後，醫療院所在有限的醫療資源下，依醫療服務模式及患者屬性，必須選定目標市場，為此醫療院所才能為患者創造更有效益的價值。選擇目標市場的用意在於醫療院所必須善用資源，投注資源並滿足目標市場的需求。

如經明確的市場區隔後，在健檢醫療市場中，只做高端的健檢醫療，這就是一種所謂的「選定目標市場」。選擇目標市場可用的三種策略，分別是：「差異化策略、集中化策略、無分別性策略」。

P：找出鮮明定位

所謂「鮮明定位」，是在於醫療院所為了滿足患者的醫療需求及心理預期而做的一種定位。這種鮮明定位，將有別於其他競爭者而更具競爭優勢，因此，醫療院所在進行鮮明定位時，在「經營理念、醫療技術、醫生團隊、服務特色、全程關懷」等，都可有其鮮明的定位，不僅可與主要競爭者有所差異及區別，更具競爭優勢；此外，因有鮮明的定位，可以獲得患者青睞，進而就醫回診。

自費醫療整合行銷的 STP 策略關鍵

醫療院所經營，是在一種「相對性、動態性」的環境中變化，因此，STP策略的擬定，亦需不定期的檢視，唯有在多關注外在的醫療政策、經濟所得、社會文化、醫療科技及醫療供需等變化，以及善用內部患者關係管理系統的分析與推估，才能更精準地擬定出滿足需求、創造價值的STP策略。

有效區隔五要件

可衡量性

可接近性

可區分性

可行動性

足量性

評估市場區隔

檢視三要素

01 區隔規模與成長性

02 區隔結構性的吸引力

03 院所的目標與資源

目標市場自費醫療整合行銷策略

無差異	➡	大量行銷
差異化	➡	區隔行銷
集中化	➡	利基行銷
個別化	➡	一對一行銷

Unit 10-5 差異化自費醫療整合行銷策略

差異化醫療整合行銷（Differentiated Medical IMC），意指在STP分析及策略擬定後，在選定的目標市場中根據患者需求，經由行銷定位與傳播，讓品牌更具獨特價值與形象識別，建立醫療院所品牌差異與競爭優勢。

差異化醫療整合行銷關鍵

差異化醫療整合行銷關鍵在於積極有效地找出醫療（社保醫療、自費醫療）市場的機會及威脅，選定目標市場，挖掘患者未被滿足的醫療需求，並用有別於主要競爭者的差異化醫療整合行銷，吸引患者就醫回診，予以滿足患者多樣性的醫療需求。

差異化自費醫療整合行銷策略

在醫療及服務同質性愈來愈高的情況下，尋求差異化醫療整合行銷，已成了醫療院所經營與發展的必備做法。差異化醫療整合行銷必須具備：與主要競爭者有鮮明不同的差異之處，且不容易被替代或抄襲摸仿。另要能客製化滿足患者多樣性醫療需求，並創造患者所需的價值。

差異化自費醫療整合行銷策略有：

1. **醫療差異化**：強化有別於競爭者的「醫療技術、醫療設備、醫療環境、醫藥醫材」等差異化醫療整合行銷策略訴求。

2. **人員差異化**：「醫護人員及團隊、現場服務人員及團隊」都是差異化醫療整合行銷訴求所在；人及團隊是醫療院所長期發展與永續經營的核心關鍵，更需從人員及團隊進行差異化醫療整合行銷策略擬定。

3. **服務差異化**：好的服務最容易引起患者的共鳴，因此，服務要有特色才能讓患者留下美好印象，對醫療院所品牌及形象才會有正面評價。可從「即時、主動、雙向、專屬、客製化」等服務，進行差異化醫療整合行銷策略擬定。

4. **形象差異化**：不只有大醫院、小診所的形象之別，從患者更有感的形象著手，可由患者經驗進行調查研究分析，找出哪些是患者最有感的形象。由於形象差異化的訴求需花心思包裝，更需投入時間在差異化醫療整合行銷策略擬定。

5. **通路差異化**：醫療院所經營，不再是單一靠患者主動上門就醫問診，在過度競爭的自費醫療市場，更需借力使力，由不同的通路渠道，吸引患者關注，讓患者在有醫療需求時會決定至此醫療院所。所以，通路差異化需以可創造1＋1＞2的通路特性，作為首選的策略聯盟夥伴，並從中擬定通路差異化醫療整合行銷策略。

差異化自費醫療整合行銷優缺點

差異化醫療整合行銷的優點在於，提升醫療院所的品牌能見度及競爭力，加速患者信賴及就醫回診；缺點則有：醫療整合行銷成本過高、擬定策略時間過長。

▌創造價值模式

▌差異化策略

Unit 10-6 「領導者」的自費醫療整合行銷策略

醫療市場中的經營類型

醫療院所經營在自費醫療（如重症醫療、植牙、抗衰老、中醫減肥）市場中，依「就診量」排名，可分為第一名的「領導者」、第二第三名的「挑戰者」、追隨在後的「追隨者」及不以競爭為目標的「利基者」。不同的經營類型都有其不同經營的行銷策略。

領導者的特點

醫療市場中的領導者，在市場中具有的特點有：(1)在自費醫療價格變動、醫療技術皆具市場主導性及影響力；(2)在此特定醫療市場中的領導者，將會成為其他醫療院所挑戰、模仿或躲避的對象；(3)領導者地位是在競爭中形成，而非固定不變。

維持「領導者」的經營策略

1. **擴大需求**：可採行的方法有：(1)發掘新患者；(2)開拓醫療新用途；(3)增加患者回診量。

2. **保持市場就醫回診量**：領導者為了避免競爭者的挑戰，最好的做法就是不斷地在醫療技術或服務面創新，藉此壯大實力。再者就是找出競爭者劣勢，主動出擊。另外是防堵競爭者瓜分市場的防禦做法，可採用的六種防禦有：陣地防禦、側翼防禦、先發制人防禦、反制防禦、機動防禦及緊縮防禦。

藉由「領導者品牌」優勢，維持「第一」的醫療行銷策略

「領導者」具領導地位，有舉足輕重的影響力。領導者有「品牌加持效益」，維持「第一」的醫療行銷策略有：

1. 創造議題性的「公關活動」，拉近與新患者（NP）的關係，以及增加既有患者（OP）的黏著度。

2. 善用既有患者（OP）口耳相傳的「口碑行銷」，擴大市場廣度與深度。

3. 將品牌及行銷資源投注在「一對一行銷」，提高患者的「終身價值及貢獻度」。

4. 以患者為中心，滿足需求為導向，多採用「體驗行銷」增進就醫回診。

5. 善用借力使力的「策略聯盟」夥伴關係，增進與目標市場中潛在患者的「互動行銷」，創造潛在患者的就醫機會。

經由上述「領導者品牌」優勢的醫療行銷策略應用，必可增加患者（OP、NP）的「就醫、回診」量，讓醫療院所可維持「市場第一」的「領導者」地位。

市場中的排名

領導者的特性

01	具領導性
02	成為其他院所的挑戰、模仿對象
03	沒有永遠的「領導者」（第一名）

領導者的自費醫療整合行銷策略

01	02	03	04	05
有議題的公關活動	創造話題成為「口碑行銷」	從「CEM」到「O2O」行銷	經營「體驗行銷」	策略聯盟有助於「互動行銷」

Unit 10-7 「挑戰者」的自費醫療整合行銷策略

市場挑戰者（Market Challenger），指的是在自費醫療市場中相對於領導者而言，位處第二、第三及之後名次者皆可統稱之。挑戰者皆期望可以挑戰成功，成為市場中的第一名，成為領導者。此外，挑戰者也會隨時面臨到旗鼓相當的競爭者，以及較弱勢競爭者的挑戰與競爭威脅。

確定挑戰者經營目標及挑戰對象

挑戰者在擬定明確的經營目標後，接著要確定「誰」是主要的競爭者。

1. **挑戰市場第一的領導者**：這是挑戰者最想成就的事，當挑戰成功，將可成為市場上的第一，變身成領導者。但在挑戰第一名前，先需具備以下三要素：⑴具有持久性的競爭優勢，如醫療技術或是創新優勢等；⑵在其他方面可以抵銷領導者的既有優勢；⑶具有防範領導者反擊的策略。具此三要素後，在挑戰領導者時，才有勝算可言。

2. **阻擋實力相當的競爭者**：善用行銷優勢，找到機會點吸納實力相當之競爭者的患者，成為新患者（NP）。此種做法，對其領導者將會造成某種程度的威脅，甚至有機會因此而改變自身在市場中的地位。

3. **防堵實力較弱的競爭者**：最好的防堵就是，在最佳時機併購實力較弱的競爭者，藉此提升自身競爭力及增加患者量。

挑戰者的醫療整合行銷策略

在自費醫療市場中的挑戰者想出奇制勝，可採取的醫療行銷策略有：

1. **品牌策略**：強化醫護團隊及醫療品牌，藉此吸引更多新患者就醫及既有患者回診量。

2. **醫療技術差異化策略**：採用醫療技術差異化特性，拉大與領導者間的區隔，藉此吸引新患者就醫及既有患者回診量。

3. **醫療技術創新策略**：可藉由醫療技術創新，來吸引並增加更多的患者就醫回診量。

4. **降低經營成本策略**：做好患者服務及患者關係管理，就可降低經營成本，其中更可降低可觀的行銷預算，更具競爭優勢。所節省下來的預算，可用於醫療研發及提升醫療服務。

5. **提升全程醫療服務行銷策略**：醫療服務不是只在就醫當下，而是從就醫前就開始服務，到就醫結束後的術後照顧，都是需要高度專業的服務，此即是所謂的「全程醫療（前、中、後）服務」，應將此全程醫療服務轉化成「行銷議題」，傳播給更多潛在患者、既有患者及新患者（OP、NP）廣而周告。

挑戰者可藉此增加患者（OP、NP）就醫回診量及增加收益率，進而挑戰市場領導者，轉而成為市場新的領導者。

挑戰者挑戰目標及對象

挑戰者策略

挑戰者的醫療整合行銷策略

01	02	03	04	05
深化品牌價值	拉大醫療技術差異化	創新的醫療技術	降低經營成本	提升醫療服務品質

Unit 10-8 「追隨者」的自費醫療整合行銷策略

　　在一個自費醫療市場中，總會有一些安於次要地位，不參與挑戰的醫療院所，稱之為「市場追隨者」（Market Follower）。

追隨者的特性

　　市場中追隨者最主要的特性是不挑戰求上位而安於現狀。在自費醫療市場中，多數是屬於同質性高的醫療服務，有形象差異化小、自費醫療價格波動大等特性，因此，多數醫療院所會選擇成為市場追隨者的策略。追隨者要穩固既有的目標市場，保有既有的患者，並努力開拓新患者，提防同屬追隨者的挑戰與競爭。

追隨者的經營策略

1. **緊密追隨**：在於仿效和採取低調的策略來維持經營成效。
2. **距離追隨**：適度的與領導者保持一定的特色差異（距離）。
3. **選擇追隨**：不緊密追隨，同時也有獨特創新的「追隨與創新」並行，且能維持經營成效。

追隨者的整合行銷策略

　　市場中的追隨者多數安於現狀，為了維持與競爭者的恐怖平衡，既可在醫療市場中維持經營績效，又可不因競爭而被淘汰離開市場，可採取的行銷策略有：

1. **緊密追隨者（Closer）的行銷策略**：追隨者可以盡其可能地抄襲領導者的醫療品牌、名稱與形象，一切酷似領導者，藉由追隨領導者而維持在市場中的經營績效。
2. **模仿者（Imitator）的行銷策略**：追隨者可以效法領導者醫療服務及醫療行銷的做法，但在某些方面仍保有一定的差異性，如醫療服務、醫療行銷廣告、訂價等行銷策略。
3. **適應者（Adapter）的行銷策略**：追隨者除了提供的醫療服務及醫療行銷等都與領導者相似外，還會加上一些自身的創意及改善之醫療行銷策略，以此吸引市場中的患者。

追隨者的自費醫療整合行銷策略新思維

　　不論是上述何種行銷策略，最主要的行銷策略思維在於，以領導者所作所為為範本，當領導者有，追隨者也一定要有，在自費醫療訂價上，也一定會比領導者低5%～10%，在此行銷思維發想下，擬定可行的行銷策略，來吸引同一市場中的患者。

　　此外，為求長期經營發展，規避同為追隨者的挑戰與競爭，在醫療行銷策略思維除了要追隨領導者外，也需要有些許獨特的差異化行銷策略，才能有鮮明差異，與同為追隨者的醫療院所進行區隔，如此才能吸引同一市場中的患者就醫回診。

　　好的追隨者行銷策略，除了可以追隨領導者外，更應有些許差異區隔出與同為追隨者的不同，立於不敗之地，追求長期發展與經營。

追隨者策略

緊密追隨：
仿效與低調

距離追隨：
保持一定差異化

選擇追隨：
獨特創新

追隨者的行銷策略

緊密追隨者的行銷策略

90%抄襲領導的品牌形象為主要行銷策略

模仿者的行銷策略

80%模仿領導者＋20%差異化的行銷策略

適應者的行銷策略

40%模仿領導者＋60%自創的行銷策略

追隨者的整合行銷策略新思維

01 人有、我有

02 人高（價）、我低（價）

03 差異化區隔市場

Unit 10-9 「利基者」的自費醫療整合行銷策略

在自費醫療市場中，有領導者、挑戰者、追隨者等所不在意，或是忽略的、需求尚未得到滿足、有獲利基礎的市場，以此作為經營的目標市場，謂之「利基市場」，在此市場的醫療院所稱之「利基者」。

利基市場的類型

依不同的市場特性，可經營的利基市場類型有：

1. **自然利基市場**：由於領導者不想經營的市場，自然形成「狹縫地帶」，成了一種自然利基市場。
2. **協同利基市場**：當領導者委由其他醫療院所進行一種協同的經營模式，這種協同關係為醫療院所提供了生存空間，即為協同利基市場。
3. **專利利基市場**：擁有專利且應用專利的智財權保護，形成有利於醫療院所經營的專利利基市場。
4. **潛在利基市場**：當醫療需求只能局部滿足，或是未完全充分滿足，這種還未被滿足的潛在醫療需求，即為潛在利基市場。
5. **替代利基市場**：當領導者未能完全滿足需求，而此未被滿足的部分是「可被取而代之」的市場機會，則此目標市場稱之為替代利基市場。

利基者經營任務

有四大任務：創造利基、擴展利基、保護利基及分散風險。落實此四大任務，才有助於在利基市場的長期發展。

利基者的經營策略（Market-niche Strategy）

利基者為了在自費醫療市場中求生存，而只專注經營「利基市場」的策略思維。

1. **避實擊虛**：不與領導者、挑戰者、追隨者硬碰硬的直接競爭，而是選擇被忽視、或是需求尚未得到滿足，而有獲利基礎的市場。
2. **局部優勢**：集中所有資源在被忽視的自費醫療市場，並在此範圍內，相對領導者更具優勢，而成為第一。
3. **集中化原則**：利基者會集中所有的資源在利基市場，重點經營。

利基者的經營策略思維，最主要是在於先占有一個利基市場後，再「見縫插針、無中生有、取而代之」進入另一個利基市場，利用品牌、醫療行銷、不斷創新與服務等方式吸引更多的患者（NP、OP）就醫回診，進而實現經營策略。

利基者自費醫療整合行銷策略（Niche Marketing Strategy）

只專注在利基市場的四大任務特性著手，藉由醫療行銷吸引更多患者（NP、OP）就醫回診，主要可採用的自費醫療行銷策略有：

1. **差異化醫療**：強調高專業且是高差異化的醫療團隊、醫療技術為行銷訴求。
2. **高端服務**：在此利基市場中，訴求只為高端患者提供醫療服務。

利基者的經營策略

利基者的自費醫療整合行銷策略

Unit 10-10 「市場滲透」經營的自費醫療整合行銷策略

醫療市場會隨著「時間、醫療科技、醫療技術及患者需求」改變，而市場也會隨之改變。醫療行銷必須因應不同的醫療市場經營模式，擬定專屬的醫療行銷策略。

四種不同的醫療市場類型

醫療院所經營可依據「市場」及「產品」之不同，延伸出四種不同的醫療市場類型，有「市場滲透、新醫療開發、新市場開發、多角化經營」。這四種不同市場類型也需有相應的「醫療行銷策略」配合，才能提升「市場競爭力」，增加患者（NP、OP）就醫回診量。

醫療市場滲透經營

市場滲透經營模式，指「既有的醫療（產品）在既有的市場」中，逐步滲透的拓展經營，可經由「增加醫療（產品）功能，擴大醫療（產品）用途，拓展醫療行銷通路，降低醫療、醫藥、醫材成本，集中資源優勢」等經營方案，讓使用此醫療（產品）的患者增加。

常被用來作為市場滲透經營的有「成本領先、差異化、集中化」三種策略，「成本領先」是經由成本控制，降低醫療成本，提升競爭力；「差異化」是引用有別於競爭者的經營手法提升競爭力；而「集中化」則是集中資源形成專業優勢提升競爭力。

市場滲透經營的風險最小、所需投入的資源最少，以患者需求導向，因應在不同階段的醫療（產品）生命週期，是一種最直接實現醫療院所價值的經營方式。

市場滲透經營

在內、外環境分析後，可經由三種方式進行市場滲透經營：
1. 吸引現有醫療（產品）的潛在患者，增加新患者就醫量。
2. 刺激現在患者的潛在需求，增加既有患者回診。
3. 改善醫療（產品）特性，增加患者（NP、OP）就醫回診。

自費醫療整合行銷策略

要讓市場滲透經營更有效，除了要充分了解內、外部資源條件及3C分析，擬定市場滲透經營方案外，藉由醫療行銷來吸引閱聽眾（潛在患者）及既有患者（NP、OP），增加自費醫療就醫回診量。可採行的醫療行銷策略有：
1. 強化「醫療（產品）特性」，找出醫療（產品）「新訴求（亮點）」。
2. 喚醒隱性需求轉換成顯性需求，進而促使患者（NP、OP）就醫回診。
3. 形塑醫療品牌及院所品牌價值，誘導患者（NP、OP）就醫回診。
4. 「舊瓶新裝」的行銷訴求，吸引患者（NP、OP）就醫回診。

藉由對的自費醫療行銷策略及執行方案，才能深化市場滲透經營。

▋市場滲透

策略　產品 市場	現有產品	新產品
現有市場	市場滲透	
新市場		

▋市場滲透經營策略

市場滲透經營策略

成本領先 ━━━▶ 成本控制、降低經營成本

差異化 ━━▶
- 醫療產品
- 醫療品牌
- 醫療服務
- 醫療行銷

集中化 ━━▶ 集中資源滲透市場

▋市場滲透經營模式的自費醫療整合行銷策略

01	強化醫療技術特性成新亮點
02	刺激隱性需求轉換成顯性需求
03	創造品牌價值
04	舊瓶新裝的行銷訴求

Unit 10-11 「新自費醫療開發」經營的自費醫療整合行銷策略

第二種醫療市場經營類型──「新產品開發」經營類型

在「既有的醫療市場」中導入「新的醫療」稱之爲「新醫療開發」的經營模式。主要是誘發患者新的自費醫療需求，用高品質的新自費醫療增加患者（NP、OP）就醫回診量。

導入新醫療開發經營類型的四種策略

新的醫療開發，指的是在「醫療技術、醫療科技、醫藥、醫材」等開發，可導入的策略有：

1. **創新型策略**：醫療院所專注在醫療技術、醫材科技的創新研發，在既有醫療市場中引進新穎創新的醫療，成爲市場競爭中具領導地位的醫療開發經營者。最好的創新型開發策略，可著重在「專利」保護，來強化創新型開發的競爭價值。

2. **追隨型策略**：此種策略並不是在既有的醫療市場中搶先推出創新研發的新醫療，而是因爲醫療院所具有較高的應變及追隨能力，以追隨市場領導者的方式，推出相近於創新者的醫療爲主，藉此在市場中占有一席之地。

3. **替代型策略**：當醫療院所可應用的資源有限時，可運用替代性的醫療，導入到既有的醫療市場中。

4. **混合型策略**：醫療院所混合上述三種策略，運用在既有的醫療市場，藉此增加患者（NP、OP）就醫回診量。

醫療院所可依內部可用資源多寡，以及醫療技術研發能力之不同，採用不同的醫療開發經營類型策略。

新醫療開發

1. **從「患者需求」出發**：以患者需求爲導向，用新的醫療來滿足患者既有的自費醫療需求、潛在的自費醫療需求、隱性的自費醫療需求。

2. **從「醫療功能」出發**：相對於舊有的醫療，因應患者需求，經由創新研發挖掘醫療的新功能、新用途等，推出高品質的新醫療用來滿足既有患者需求。

3. **從「新醫療競爭力」出發**：藉由「新醫療競爭力」的提升，來增加在既有市場的患者就醫回診量。

自費醫療整合行銷策略

爲了讓醫療開發經營更有績效，可多善加應用醫療行銷來增加患者就醫回診量。醫療行銷策略有：

1. 增加新醫療在市場中的能見度及親近性，吸引既有市場閱聽衆（潛在患者）及患者的好奇心，進而增加就醫回診量。

2. 找出新醫療的新訴求，經醫療行銷溝通，吸引既有市場閱聽衆（潛在患者）及患者的好感度，進而增加就醫回診量。

3. 以新舊醫療差異（如植牙、假牙）來滿足既有市場中不同預算的患者需求，使得就醫回診量增加。

新產品開發

新產品開發策略

Unit 10-12 「新市場開發」經營的自費醫療整合行銷策略

當一種既有的自費醫療在既有市場已沒有進一步滲透的機會時，就必須設法開拓新的市場，可分為採用「區域性的市場開發、國際市場開發」等，再藉由醫療行銷策略及執行來提升患者就醫回診量。

落實新市場開發的途徑

醫療院所應用既有自費醫療擴大到新的自費醫療市場，增加新患者就醫量的方法，即是應用既有自費醫療開發新的目標市場，包含：

1. 開拓「同屬性醫療的目標市場」，即「目標市場的A，轉而開拓到同屬性的B目標市場」，如從「臺北」目標市場轉而開拓「臺中」的目標市場。
2. 從「一線城市」轉而開拓「二線城市」的目標市場，如從「上海」目標市場轉而開拓「南京」的目標市場。
3. 從國內市場開拓國際市場，如自費植牙醫療，從原有的國內市場轉而開拓大陸市場（陸客來臺植牙）。

採用新市場開發經營模式時機

當醫療院所有以下狀況時，可採取新市場開發經營策略，如：

1. 在既有的自費醫療市場已有成功的經驗，有助市場開發經營。
2. 存在未被滿足之新的自費醫療目標市場。
3. 有足夠的內、外資源及長期發展策略。
4. 有發展品牌連鎖計畫。
5. 有全球化、國際化發展時。

上述都是很好的市場開發經營時機，藉由開拓新的目標市場，增加新患者就醫量。

新市場開發經營方法

醫療院所施行新市場開發經營的方法有：

1. 醫療院所以既有醫療，開拓到自費醫療市場未被滿足的新目標市場患者。
2. 在新的自費醫療市場開拓潛在患者，誘發新的潛在患者就醫，擴大新自費醫療市場的就醫回診量。

自費醫療整合行銷策略

新市場開發經營，實屬開拓新的自費醫療市場，所以要有好的醫療行銷策略，才能提升市場開發經營的成效，因此，在自費醫療行銷策略上，要有：

1. **先廣後深的行銷訴求策略**：在新的醫療市場，使用「先廣後深的行銷訴求」，可讓廣大的閱聽眾（潛在患者）先認識醫療院所，之後再了解醫療服務價值。
2. **借力使力的自費醫療行銷策略**：借用在既有醫療市場的成功經驗，在新的目標市場中，以「衛健講座、社區公關」的方式，拉近與閱聽眾（潛在患者）之間的距離，建立信賴的醫患關係。
3. **互動式自費醫療行銷溝通策略**：這是獲取新的自費醫療目標市場中潛在患者需求的最佳方式，經由需求調查可讓醫療行銷打動人心，增加新患者的就醫量。

新市場開發

新市場開發經營的自費醫療整合行銷策略

Unit 10-13 「多角化」經營的自費醫療整合行銷策略

醫療院所因應長期發展所需，也要用「新的醫療」在「新的市場」中經營，此種經營類型稱之為「多角化」經營。

當醫療院所經由內、外部分析後，盡量拓展醫療線或醫療項目，跨足到新的市場，擴大市場經營，充分發揮所長，利用內、外部資源整合，提高經營績效，朝向「長期發展、國際化發展、品牌連鎖發展」，走向「多角化經營」。

多角化經營的特性

醫療院所在多角化經營時，具有以下的特性：
1. 具有一種「長期發展、成長發展」的特性。
2. 是「經營能力」與「市場機會」的組合。

因此，多角化經營是醫療院所在既有經營形態下，增加市場或差異性醫療的一種成長方式。

多角化經營的好處

醫療院所採取多角化經營，具有以下的好處：
1. **分散經營風險**：因應自費醫療市場的不確定性、多變性、過度競爭，使得醫療院所採取多角化經營，藉以分散經營風險，提高經營安全性；如醫療院所多角化經營跨足到自費醫療藥品的經營。
2. **開拓新興市場**：隨著市場需求、科技崛起有助醫療院所多角化經營，朝向新興市場發展。在原有經營基礎上向新興市場發展，可減輕原有市場的競爭壓力，從原有市場轉移到新興市場發展，如從植牙自費醫療市場轉移到自費醫療醫材（植體）代理。
3. **促進市場發展**：多角化經營過程，亦可促進原有市場的發展及在原有市場更具競爭力，如從醫材植體的代理，可因此多角化經營取得更低的成本，使得在原有的自費醫療市場更具競爭力。

多角化經營的形態

醫療院所依所擁有的內部優勢及外部機會，可採行的多角化經營形態有：
1. **垂直多角化經營**：在核心優勢下，可向上游發展或是向下游發展；如向上游的醫藥醫材發展或是向下游的自費醫療服務（如婦產科院所多角化經營坐月子中心）發展。
2. **水平多角化經營**：如原經營A自費醫療，可水平多角化經營B自費醫療市場；如原經營牙醫自費醫療，多角化經營增加美容醫學自費醫療。
3. **混合多角化經營**：醫療院所因應患者新的需求，跨足非相關領域的多角化經營。

自費醫療整合行銷策略

醫療行銷策略需依據不同多角化經營的需求，善用既有的內部優勢，擬定行銷訴求，充分與多角化經營的市場閱聽眾進行有效且互動式的行銷溝通，才能有助多角化經營的品牌能見度。

多角化經營

策略 產品市場	現有產品	新產品
現有市場		
新市場		多角化經營

多角化經營特性

具「長期、成長」發展

經營能力 ＋ 市場機會

多角化經營的好處

分散風險

開拓 新興市場

促進 原市場發展

多角化經營的自費醫療整合行銷策略

善用資源在多角化市場進行互動溝通

Unit 10-14 擬定自費醫療整合行銷年度計畫

一年之季在於春，這句話應該要改成一年之季在於「冬」。醫療院所應在第四季開始，為明年的經營擬定年度經營計畫，其中「醫療行銷」年度計畫更為重要。

自費醫療整合行銷年度計畫的目的

唯有具一個可行的醫療行銷計畫，在執行後才能增加「患者（OP、NP）的就醫回診」，進而提升「患者滿意度及就醫忠誠度」，這些都是擬定與執行醫療行銷年度計畫的目的所在。

自費醫療整合行銷年度計畫十大步驟

要有系統性思考及策略性的擬定醫療行銷年度計畫，才是成功的開始。擬定醫療行銷年度計畫包含十大步驟：

1. **行銷問題分析：**基於醫療院所經營目標的前題，醫療行銷部門應就醫療行銷目標與現況之間的落差（GAP），進行醫療行銷問題分析，找出關鍵的行銷問題所在（如醫療院所品牌知名度不高）。

2. **年度目標：**欲解決醫療行銷問題（如提升醫療院所品牌知名度），而設立的年度醫療行銷目標，並將此年度醫療行銷目標，劃分為以「季、月、專案為單位」的目標。如此有助行銷計畫的執行與提升目標達成率。

3. **3C分析：**3C分析是行銷年度計畫中很重要的分析之一，了解「患者需求所在、主要競爭者的競爭優劣、本身競爭優劣」，才能「知己知彼、百戰不殆」。

4. **SWOT分析與策略：**整合3C分析找出KSF，再進行SWOT分析，並從中找出SWOT策略。

5. **STP分析與策略：**在醫療院所經營年度目的下，進行「明確市場區隔→選定目標市場→找出鮮明定位」的STP分析與策略擬定。

6. **行銷策略：**依「經營理念、使命、願景」，基於選定的目標市場及預期滿足患者需求，擬定出可行的行銷策略，藉以吸引患者（OP、NP）就醫與回診。

7. **成效評估：**就行銷計畫進行可行性成效評估，並從中找出可能的問題點，予以擬定解決方案。

8. **預算編列：**以預期執行的行銷計畫與成效為前題，用「自費醫療（銷售）預測法、費用估算法或損益平衡分析法」，向經營管理高層（Top Management Team）爭取最佳的年度預算。

9. **執行控制：**根據行銷目標（年、季、月、專案）形式落實執行，並就目標值與預期成效及行銷預算，進行檢核與控制。

10. **回饋改善：**必須以「每月、每季、專案形態」會議進行討論與回饋，才有助於年度計畫的修正與改善，進而提升目標的達成率。

自費醫療整合行銷要有效，始於有可行性的醫療行銷年度計畫。

▎醫療行銷年度計畫流程

自費醫療
整合行銷策略

11

Unit 11-1 自費醫療整合行銷 3.0 新思維

醫療產業受到高度的「政策管制、醫療法規範、公益性」，以及患者對醫療行銷觀感的影響，使得醫療行銷不及科技業行銷來得豐富、多元、直接，因此，在醫療行銷應用上，更應謹慎小心。若醫療行銷過度商業化，容易引起閱聽眾（潛在患者）及患者的反感，更可能因不當的醫療行銷及廣告觸犯醫療（醫療廣告）法與相關法律（刑法、民法、消保法、公交法）而受罰。

醫療行銷 1.0

早期的醫療供給，受「社會公益性、醫療政策、社保補助」等影響，醫療供給屬於「社保（健保、醫保）」醫療供給形態。醫療供給是在一種「供不應求」的狀況下，只要有好的醫護團隊、醫療技術就可以經營醫療院所；更因受限於「高度的醫療公益性」的關係，醫療院所不太會重視醫療行銷，只會強調「有好的醫療技術」即可，然「醫療技術」從醫療行銷的觀點而言，可算是在醫療行銷中的「產品」概念。在此高度醫療公益性的醫療行銷思維，只會強調「醫療技術（產品）」，是「醫療行銷1.0」時代。

醫療行銷 2.0

在「社會變遷、醫療政策、社保補助」的改變下，醫療產業也隨之愈來愈競爭，醫療院所經營愈來愈不容易。醫療院所開始從「社保（健保、醫保）醫療」補助為出發，更會主動提醒患者需要定期的回診，也開始意識到醫療行銷的重要性，從「患者」的角度思考醫療行銷，謂之「醫療行銷2.0」時代。

醫療行銷 3.0

民眾想要活得「更健康、更美麗、更長壽」，在社保福利外，願意自行付費獲取更好的醫療服務，院所也紛紛為此提供「自費醫療」服務。院所的經營更是競爭激烈，不少醫療院所也因過度競爭，而經營不善退出市場。因此，醫療院所開始廣為應用醫療行銷來經營與患者的關係，創造三贏的局面。在此醫療行銷強調的是創造「價值」，為「患者、員工、醫療院所」三方面創造價值的醫療行銷，謂之「醫療行銷3.0」時代。

醫療行銷 3.0 新思維

醫療產業在「自費醫療」的趨勢下，「醫療行銷3.0」新思維在於如何創造三贏「價值」，成了醫療行銷所關注的焦點所在。醫療行銷3.0不是為了行銷而行銷，更不應太商業化的行銷；而是以患者為中心，以滿足需求為導向，以創造患者在醫療及非醫療層面的價值。最高的自費醫療行銷境界是「不用行銷的手法，而達到行銷的目的」，這便是醫療行銷3.0所追求的境界。

醫療行銷 1.0

受公益性、政策、健保補助

主要以社保（健保、醫保）醫療為主

行銷著重醫療技術

醫療行銷 2.0

基於社保補助

主動提醒回診

行銷著重患者

醫療行銷 3.0（自費醫療行銷）

受社保總額限制、點值下降影響

因過度競爭、自費醫療興起

行銷著重創造三贏「價值」

Unit 11-2 自費醫療整合行銷 11Ps

醫療產業的獨特性，不像其他產業行銷富有彈性及可操作性；因此，要有好的醫療行銷，就必須遵循自費醫療行銷11Ps組合思維，才能擬定有效的方案。

自費醫療整合行銷 11Ps

1. **政策力（Power）**：需符合並遵守政策（醫療政策、社保政策）及相關法律（醫療法、民刑法、消保法、公交法）等規範。

2. **調查研究（Probe）**：市場調研是發想與自有點子的根本，市場調研做的好，自費醫療行銷才能出奇致勝。

3. **實體環境（Physical evidence）**：需考量醫療及服務的實體環境，並將此特色傳播出去，吸引更多的閱聽眾注意，拉近與潛在患者的距離。

4. **人員（People）**：「人」是核心，在內部，最主要的是要有思緒敏捷、極富創意能力的行銷人，並建置具不同專長的醫療行銷團隊；在外部，要找出「誰」是最主要的「閱聽眾（潛在患者）」並了解需求是什麼。

5. **產品（Product）**：指的是「醫療、醫生、團隊、服務」。掌握了產品特性與價值所在，才能吸引更多閱聽眾的關注，提升知名度累積品牌價值。

6. **價格（Price）**：由於受醫療政策及社保（健保、醫保）影響，價格只能著重在自費醫療的定價策略上，有效的定價策略，始於三方（患者、競爭者、自身）的考量。

7. **推廣（Promotion）**：任何的推廣都必須符合醫療政策及法律規範，推廣的核心在於與閱聽眾達到有效的互動及溝通，目的在提升品牌知名度與形象。

8. **通路（Place）**：有借力使力的策略聯盟夥伴，在同業可以找不同科別為通路，在異業可以找上下垂直整合的夥伴為通路，好的通路策略可降低與閱聽眾溝通的成本。

9. **公關（Public Relations）**：要主動與主要的利益關係人建立友善且良好的「夥伴關係」。此外，也要居安思危，建立預防性的危機處理機制，防範未然。

10. **流程（Process）**：強調滿足患者醫療需求，且著重在「就醫前、中、後」的醫療服務流程可為患者帶來什麼樣的價值。

11. **專案（Project）**：在年度計畫下，可採用專案管理制來執行。如此將有助於自費醫療行銷的權責劃分與落實執行，以及追蹤控管。

務必合乎法律且勿太商業化

自費醫療整合行銷的「11Ps組合」，最主要是由外而內的思考與整合資源，進而擬定出最佳的自費醫療行銷方案，吸引更多的閱聽眾（潛在患者）關注提升品牌知名度，增加患者（NP、OP）就醫回診量。切記不宜有太商業化的醫療行銷做法，這樣只會產生負面觀感及觸法受罰。

自費醫療行銷11Ps

01 政策力 Power	符合「政策、法律」
02 調查研究 Probe	找出新的行銷創意
03 實體環境 Physical evidence	「醫療、服務」實體環境
04 人員 People	找對的人，才能做對的事
05 產品 Product	強化產品特性及創造價值
06 價格 Price	從3C分析找出定價
07 推廣 Promotion	互動雙向溝通，推廣品牌
08 通路 Place	借力使力的策略聯盟
09 公關 Public Relations	利益關係人公關
10 流程 Process	以患者為導向的流程
11 專案 Project	專業管理，提升效益

自費醫療行銷11Ps組合

合乎法律　11Ps組合 ➡ 患者

Unit 11-3 自費醫療整合行銷 11Ps 策略——政策力、調查研究、實體環境、人員策略

何謂策略？運用有限的資源及有效的方法達到預期的目標，稱之為策略。

自費醫療行銷11Ps策略擬定，前四個P的策略分別是：

政策力（Power）策略

意指如何運用有限的資源及有效的方法達到政策力策略的目的，在第一時間掌握政府政策（醫療政策、社保醫療政策）的方向，以利院所經營及自費醫療行銷執行。可從三大構面規劃政策力策略：

1. 主管機關：可成為主管機關的諮詢委員，最有助於了解政策力的策略。
2. 立法機關：參與立法機關所舉辦之相關立法公聽會，也可提升政策力的策略。
3. 其他：如參與「醫師公會、醫學會、醫藥公會、醫材公會」等擔任政策委員，都是有助於掌握、了解、影響政策力的策略做法。

調查研究（Probe）策略

著重在市場的調查研究為主，以下三種市場調查研究為核心策略：

1. 目標市場閱聽眾的調研策略：找出在目標市場中的主要閱聽眾（潛在患者）是誰？了解他們的生活形態、就醫習性、社保醫療需求、自費醫療需求為何？
2. 主要、次要競爭者調研策略：在目標市場中，除了要對閱聽眾（潛在患者、患者）進行調研策略外，更要對主要、次要競爭者進行調研策略，務必就主要、次要競爭者在目標市場的經營（社保醫療、自費醫療）模式、自費醫療行銷，還有患者來源、醫療服務模式等方面實施調查研究。
3. 既有患者、新患者調研策略：著重在既有、新患者的就醫回診習性、顯性、隱性醫療需求，推薦潛在患者口耳相傳意願的調研。

實體環境（Physical Evidence）策略

為了改善患者就醫的「3長2短」經驗，可從患者醫療服務流程中最常使用的三大實體環境策略進行：

1. 服務環境策略：從最常使用的環境如「大廳、等待區、其他公共空間」等實體環境改善開始，提供一個以使用者為導向的友善環境。
2. 醫療環境策略：在「診間、手術室」的環境策略，應以溫暖為訴求。
3. 院所外環境策略：在醫療院所外部環境，有「大門、急診區、停車區」等，都應以提供一個快速便捷的環境為主。

人員（People）策略

用人策略主要是滿足行銷需求而找對的人及建置團隊，以找「有創意、具整合能力」的人才為先。

自費醫療整合行銷11P的前四個P策略，主要是從外部需求思考，唯有「知彼知己」，才能「百戰不殆」。

Unit 11-4 自費醫療整合行銷 11Ps 策略—— 產品（Product）策略

自費醫療整合行銷11Ps的第五個P是產品。應用在自費醫療產業的「產品」視同「醫療、醫生、團隊、服務」。

自費醫療（產品）

廣義的自費醫療（產品）可分為「有形的醫療（產品）」及「無形的醫療（產品）」。有形的醫療（產品）如「醫生、醫護團隊、醫藥、醫材」等；無形的醫療（產品）如「醫療技術、醫療診斷」等。

自費醫療（產品）可分為五個層次，第一層次是「核心醫療（產品）」，指醫療（產品）的核心利益。第二層次是「基本醫療（產品）」，指醫療（產品）的形式態樣。第三層次是「期望醫療（產品）」，指期望的屬性和條件。第四層次是「附加醫療（產品）」，即醫療（產品）包含的附加服務和利益。第五層次是「潛在醫療（產品）」，指該醫療（產品）未來可能的發展。

不同醫療市場的自費醫療（產品）策略

醫療產業的經營形態分為「社保（健保、醫保）醫療、自費醫療」兩大類型。社保醫療受制於醫療政策及社會保險補助，在醫療產品供給上也受局限，以符合基本醫療（產品）需求策略；而在自費醫療市場因是患者自行付費，所以醫療（產品）的供給更具多樣性及選擇性，超越期望醫療（產品）策略。

自費醫療（產品）生命週期不同而有不同策略

醫療（產品）從投入到退出市場的過程，稱為生命週期，該過程經歷了「導入期、成長期、成熟期和衰退期」四個階段。在自費醫療市場的生命週期更為顯著。在「自費醫療市場」中「不同生命週期的策略」有：

1. **導入期策略**：患者對醫療（產品）不熟悉、尚未接受，醫療（產品）使用率增長緩慢，市場競爭少。主要策略有：加強宣傳，以舊帶新的方法提升醫療（產品）的能見度。

2. **成長期策略**：市場逐步接受該醫療（產品），競爭者開始進入市場。主要策略有：⑴擴大目標市場，積極開拓新患者；⑵宣傳重點從建立知名度轉向院所、品牌的宣傳，使患者產生好印象、好感度和使用偏愛。

3. **成熟期策略**：處在醫療（產品）普及並日趨標準化及競爭激烈時，主要策略有：⑴穩定目標市場，使患者「忠於」此醫療（產品）；⑵增加醫療（產品）線使產品具多樣性；⑶加強就醫回診後服務及新醫療（產品）的研發。

4. **衰退期策略**：使用率和利潤率銳減的狀態，價格顯著下降。主要策略：應即時汰舊換新策略。

▌滿足患者需求的產品層次

Unit 11-5 自費醫療整合行銷 11Ps 策略——價格（Price）策略

在社保醫療下，因受到政策及社保補助，除掛號費外，自付額（價格或定價）則是由主管機關訂定，因此，醫療院所對於價格及定價的態度趨於低調或是冷處理；然而，為了長期發展，醫療院所也紛紛投入在自費醫療市場的經營，對於價格及定價則需要用更科學化的方法訂定，不可用毫無根據的方式定價。

價格定價

價格或是定價策略是訂定一個讓患者採用自費醫療時，所願意負擔的金錢（價格）。在就醫行為中非價格因素也是患者會考量的因素，然而，價格仍是決定自費醫療被使用量及收益多寡的最重要因素。在經營過程中，價格是唯一可以產生醫療收入的因素，其他因素多數屬於成本項目，因此價格是呈現醫療行銷效果和收益的最佳方式。

定價前的三大問題

在擬定價策略前，需考量的有三大問題，第一個問題是對於新的自費醫療項目如何定價？第二個問題是隨著自費醫療（產品）生命週期不同，如何有效地調整價格以創造市場機會？第三個問題是如何面對競爭者的價格波動而做出因應的價格策略？

自費醫療的定價流程及策略

在新自費醫療定價時，應注意的定價流程及策略：

1. **定價策略目的**：定價策略是以「滿足自費醫療市場需求」及「實現院所收益與長期發展」為目的。
2. **確定市場需求**：自費醫療市場需求會隨價格波動而變動，需了解市場需求對價格變動的反應（需求的價格彈性）而訂定。
3. **估算成本**：必須涵蓋經營上所有的固定成本、變動成本及承擔風險的一個公允報酬。
4. **選擇定價方法**：在定價目標下，根據「市場需求、經營成本、競爭狀況」的調查研究結果，擬定定價策略。定價方法主要包括「成本導向、競爭導向和顧客導向」三種類型。
5. **決定最終定價**：決定前必須考量是否符合「定價政策、形象、政策、法律規範、患者預期心理、具競爭性」等檢核後再行決定最終價格。

「專利」有助定價策略

經研發「申請專利」。藉由專利保護是最佳的定價策略之一，在專利保護下的定價可高於競爭者定價，在短期內具有更高的收益；因此「專利」保護不僅在自費醫療行銷上具有獨特性、議題話題性，更可拉大競爭距離、具競爭優勢；此外，在定價策略上的應用，更可訂較高的價格，有更高的收益性。

醫療定價

定價前的思考問題

自費醫療定價流程及策略

專利有利定價

Unit 11-6 自費醫療整合行銷 11Ps 策略——推廣（Promotion）策略

推廣 AIDA（Attention, Interest, Desire, and Action）模式

推廣是一種「溝通的過程」，閱聽眾（潛在患者）及患者（NP、OP）所經歷的各種反應過程，稱之為推廣AIDA模式。

1. **注意（Attention）**：經由推廣工具有效果的溝通，引起閱聽眾（潛在患者）及患者的「注意」。
2. **興趣（Interest）**：誘導閱聽眾（潛在患者）及患者的「興趣」。
3. **慾望（Desire）**：誘發閱聽眾（潛在患者）及患者的隱性需求轉而成為顯性需求，致使為了滿足醫療需求而有就醫回診的慾望。
4. **行動（Action）**：最後期望閱聽眾（潛在患者）及患者，因而產生動機採取就醫「行動」。

推廣的目的

1. **傳達訊息**：藉由推廣，將訊息（如理念、醫療技術、醫療服務、品牌形象）傳播給目標市場中的閱聽眾（潛在患者）及患者。
2. **創造需求**：經由推廣誘發或創造閱聽眾（潛在患者）及患者的隱性需求成為顯性需求。
3. **凸顯價值**：推廣時，要強化凸顯「價值而非價格」，提升競爭力。

4. **蒐集情報**：不論用什麼樣的推廣方式與閱聽眾（潛在患者）及患者進行溝通，也需要蒐集情報，有助後續的調整及改善。

推廣組合

推廣組合最主要有四大類型：

1. **醫療廣告**：指由特定廣告主經由「付費的媒體」所做的非單向的溝通。
2. **公共關係**：或稱公共報導，是一種不需付費的非人員溝通方式。
3. **人員推廣**：是一種付費的人員溝通方式，經人員溝通方式，說服目標市場的閱聽眾（潛在患者）及患者採取就醫回診的行動。
4. **其他推廣**：是除了「人員推廣、廣告、公共關係」之外的所有推廣活動，主要是用來刺激閱聽眾（潛在患者）及患者的就醫回診行動。

擬定推廣策略需考慮因素

需考量的因素有「自費醫療類型、醫療（產品）生命週期階段、目標市場特徵、AIDA的階段、就醫決策的類型、可運用的預算與推廣工具所需成本、推力與拉力策略」等因素。

▍醫療推廣金字塔

▍推廣組合要素的特性

	醫療廣告	醫療公關	推薦	人員推廣
溝通模式	間接與非人員	通常是間接 與非人員	通常是間接與 非人員	直接與面對面
接觸大量 閱聽眾的速度	快	通常是快的	快	慢
溝通人員對狀 況的控制力	低	中至低	中至低	高
回饋速度	延遲的	延遲的	不一定	立即的
訊息流向	單向	多數單向	多數單向	雙向
訊息內容的 控制力	有	無	有	有
訊息彈性	所有閱聽眾的 訊息一樣	對訊息無直接 控制力	對不同的目標閱聽 眾傳遞相同訊息	根據潛在患者設計

Unit 11-7 自費醫療整合行銷 11Ps 策略——通路（Place）策略

通路（Place）

自費醫療市場崛起後，在過度競爭下，又以提供非必要性醫療為主，為能擴大接觸到全球自費醫療患者，因此採用借力使力的「通路」概念及布建，由此孕育而生。

如醫療院所經營發展「醫療觀光」這種自費醫療，就是應用「通路」的方式，才能擴大接觸到潛在的全球醫療觀光客。

通路功能與目的

在自費醫療市場可經通路的運作，由通路直接與自費醫療的潛在患者達成締結（約），如醫療觀光就可經由在美國的旅行社與潛在醫療觀光客締結套裝醫療觀光的合約，後續入院後再由醫療院所提供醫療觀光的服務。將自費醫療（如醫療觀光）經通路推廣、情報蒐集、締結（約）、交付款項後將合約所有權轉移給患者。通路的功能有：「推廣、情報蒐集、締結（約）、交付款項、合約所有權轉移」等。另通路的目的在於提高效用及附加價值。

建置通路步驟及策略

在自費醫療市場要經營「通路」，需考慮的步驟及策略有：

1. **擬定策略**：先確定在自費醫療市場的經營及自費醫療行銷整體策略，並擬定相關方案。

2. **分析市場**：先分析「目標市場」進行「市場形式、潛在患者規模、市場的地理集中度、套裝自費醫療、法規、環境特性」等分析，再分析具潛力的「通路」，進行「可提供什麼樣服務、是否合格及願意合作可行性、醫療院所與通路的經營理念是否吻合」等分析，最後是就競爭者分析。

3. **評選通路**：因應不同的自費醫療市場，經市場調研後評估所需「通路的長、寬、深度」及自費醫療項目後，再評選決定合格的通路，後續提供完善的通路訓練及行銷資源，並協助導入目標市場。

4. **通路目標**：協助訂定通路「經營目標（如一年要幾張醫療觀光客合約）」值，並定期追蹤檢核落實狀況及改善。

通路運作策略

因應不同自費醫療市場的通路屬性，自費醫療行銷部門在通路運作上，可採五種不同的策略：

1. 推式策略VS.拉式策略
2. 直接通路VS.間接通路
3. 實體通路VS.虛擬通路
4. 直營通路VS.經銷通路
5. 單一通路VS.多重通路

不論是何種自費醫療通路運作策略，都因回歸醫療院所經營理念及如何滿足患者需求，進而創造多贏的價值。

自費醫療整合行銷通路階層

自費醫療整合行銷通路管理流程

自費醫療整合行銷多通路策略

Unit 11-8 自費醫療整合行銷 11Ps 策略——公關策略、流程策略、專案策略

醫療公關（Medical Public Relations）策略

醫療公關是與利益關係人建立「良好關係、醫療形象、品牌」等最佳的策略之一。依據不同利益關係人的需求，醫療公關策略規劃與執行應著重在：

1. **整體形象提升**：藉由醫療公關（公關報導、公關活動、公關座談會等）策略規劃與執行，提升院所整體的品牌形象。

2. **雙向互動溝通**：就「醫療理念、醫療訴求、醫療技術、醫療服務」等，與不同的利益關係人進行雙向互動的溝通，拉近與利益關係人之間的距離，增加黏著度。

3. **互惠互利關係**：以「利他再利己」的醫療公關策略，達到與利益關係人之間「互信、互惠、互利」的「價值創造」關係。

4. **眞誠眞實呈現**：長期的醫療公關策略發展與執行，一切都是以「眞誠、眞實」呈現爲上策，如此才能打動人心。

5. **危機預防與處理**：醫療公關策略中危機處理機制建置、危機預防與處理，更是醫療公關首要任務之一。

流程（Process）策略

從患者就醫「前、中、後」三大流程，進行流程策略規劃與執行。流程策略著重在「如何創造最佳效益及最大價值」爲出發點，找出「最佳、最具經濟效益」的流程路徑：

1. **在就醫前**：不論是「官網、臉書、電話、電子郵件」等流程，都應先經由市場調查研究，了解閱聽衆（潛在患者）及患者的喜好、使用習性，再行規劃就醫前服務界面的使用流程。另外，可多應用圖解、圖示流程呈現，讓使用者便於使用，可增加就醫前服務界面的被使用性。

2. **在就醫中**：可經由醫護人員就「醫療流程」進行執行前的流程說明及溝通，如此可讓患者及家屬了解醫療流程，而因此降低患者的不安全感，增進醫患關係，以利醫療流程的執行。

3. **就醫後**：以醫（術）後照顧關懷服務爲出發點，建置定期及不定期醫（術）後服務追蹤的流程，並予落實管控。

專案（Project）策略

在自費醫療整合行銷年度計畫下，任何的自費醫療行銷及活動，都應以專案方式呈現、執行與控管。專案策略應著重在：

1. **專案管理要素**：有「範疇（Scope）、時間（Time）、成本（Cost）、品質（Quality）、組織（Organization）、資源（Resource）、溝通（Communication）、議題（Issue）、變更（Change）、風險（Risk）」等十個項目的資源整合。

2. **專案管理流程**：從一開始的「提案（Proposing）、啓動（Initiating）、規劃（Planning）、執行（Executing）、控管（Controlling）到結案（Closing）」的管理。

因此專案是最佳的醫療行銷管理工具之一。

醫療公關策略範疇

目標＼院所經營情境	平時情境	危機情境	公關操作
形象目標	形象建立	形象修護	形象管理
關係目標	關係建立	關係修護	關係管理
公關操作	環境管理	危機管理	

自費醫療整合行銷著重在就醫前中後流程策略

就醫前	了解患者需求、喜好、使用習性→建立流程
就醫中	互動雙向充分溝通，滿足患者需求的流程
就醫後	醫後關懷、追蹤、回診流程

自費醫療整合行銷專案管理方法

定義	需求、實現、目標、效益
組織	醫療行銷專案團隊
計畫	範疇、時間、成本、品質、資源、溝通、風險
控管	工作、交付、進度、議題、變更、資訊、文件、風險
產出	醫療行銷、服務、結果
解決	醫療行銷專案問題或需求
達到	醫療行銷專案目標與效益

Unit 11-9 自費醫療整合行銷──自費醫療廣告（Advertising）策略

廣告的本質

廣告是一種「付費」的大眾傳播。廣告的本質，是廣告主將訊息傳達給閱聽眾的手段和技巧，且有助於銷售。

廣告的目的

最主要的「目的」是經由訊息的傳播，改變閱聽眾對所有廣告的「產品、事件、品牌、形象」的態度，並誘發閱聽眾採取行動購買產品，使廣告主獲利。

廣告的特性

廣告的宗旨是將訊息傳播到閱聽眾群體，從而促進銷售。其特性有以下幾點：

1. **傳播性**：廣告是一種傳播平臺，由廣告主將訊息傳遞給目標市場中的閱聽眾。
2. **說服性**：廣告是一種有計畫且連續的傳播活動，是具有說服性、有目的的行為。
3. **價值性**：廣告使三方受益，媒體可獲利、廣告主也可獲利、閱聽眾因廣告獲取有用的訊息而產生價值。

廣告的類型

1. 以「**傳播媒體**」分類：隨著新媒介不斷增加，有愈來愈多廣告類型，如「報紙廣告、雜誌廣告、電視廣告、電影廣告、廣播廣告、網路廣告、戶外廣告、店頭POP廣告、大樓外牆廣告、公車車廂廣告、捷運車廂廣告、車站廣告、郵件廣告」等。
2. 以「**廣告目的**」分類：產品廣告、形象廣告、品牌廣告、觀念廣告等。
3. 以「**廣告傳播範圍**」分類：國際性廣告、國內性廣告、區域性廣告、地區性廣告等。
4. 以「**廣告閱聽眾**」分類：B2C的消費性廣告、B2B的企業廣告。
5. 以「**廣告主**」分類：商業性廣告、公益性廣告。

醫療廣告策略（Medical Advertising Strategy）

醫療經營受制於「醫療政策、醫療法、社會觀感」的影響，但在高度競爭的自費醫療市場，有愈來愈多的醫療院所採用「醫療廣告」，藉以達到自費醫療行銷的目的。醫療廣告策略應著重在：

1. **醫療廣告目的**：以提升「醫療品牌、醫療形象」為「目的」的非商業性廣告。
2. **醫療廣告訴求**：訴求重點有二，以「醫療專業、醫療服務、醫療流程」等醫療價值為訴求，或是以「醫療品牌、醫療形象」為主的感性訴求。
3. **醫療廣告預算**：依行銷年度計畫編列預算，可由小預算的媒體廣告開始。
4. **醫療廣告媒體**：配合預算多寡，可選擇「網路、廣播、車廂」等，容易與閱聽眾雙方互動的媒體為佳。

好的醫療廣告很容易打動人心，與閱聽眾（潛在患者）、患者產生共鳴，進而提升品牌形象及增加就醫回診效益。

各種廣告類型比較

廣告媒體類型	優點	缺點
報紙	時效、普及、可信度高、涵蓋面廣、快速回應市場變化	印刷品質較差、廣告壽命短、年輕客層接受度低
雜誌	印刷精美、讀者區隔、廣告壽命較長	無法快速回應市場變化、僅能接觸部分目標顧客
廣播	低成本、快速回應市場變化、邊收聽邊做事	聽眾不一定注意收聽、無法展示產品、廣告壽命甚短
電視	具聲音影像、可展現高創意、可在短期間接觸大量顧客	昂貴、高干擾
戶外廣告	低成本、高重複展露、低干擾	受地區限制、廣告創意發揮受限
網際網路	高選擇性、互動機會、低成本、全球性、整合廣告與購買行為	僅限於上網人口、可信度較低

自費醫療廣告相關規範

允許刊登的內容	不允許的廣告方式
醫療機構基本資料（名稱、地址電話及交通路線）	利用採訪報導、公開秘方或假借他人名義宣傳
診察科別和時間，醫師學經歷、證書字號	「首例」、「唯一」、「永不復發」等誇大字句
健保特約標示	文章宣傳且未完整說明風險
開業、歇（復）業之時間	違背醫學倫理
疾病名稱、診療、檢查（驗）項目	標榜成癮藥物戒治或性器官、性能力之治療
醫療儀器或技術	以不正當方式宣傳，或無法積極證明廣告內容
收費情形	違反收費標準

Unit 11-10 自費醫療整合行銷 —— 官網、臉書

在自費醫療網路行銷時，務必在「合法」前提下執行，自費醫療網路行銷中又以「官網、臉書」策略爲重。

官網策略

官網已是必備醫療行銷工具之一，官網不再只是在院所形象的層次，更應提升至行銷的層次。因此，官網策略應著重在：

1. **專業呈現**：只呈現「醫生，團隊，理念，服務，衛教，就醫前、中、後流程，術後回診須知」等醫療專業。
2. **多圖少字**：遵網路「8秒理論」特性，可「多圖少字」，或是可多點「動態視覺」，如flash或影片呈現，才可引起注意、留住「網民」。
3. **少術照**：由於「術前、術後照」屬「病歷」一部分不得公布，除非者患者同意，不能擅自在網路、媒體刊登照片，否則將侵害患者隱私（依《刑法》洩漏業務秘密罪，最重可處一年徒刑），且還會吃上民事官司。
4. **少商業化**：不要貼一些「療程、次數、價格、買幾送幾」等內容，這些醫療廣告可能會觸法而受罰，更可能成了被拿來比價的對照，不但不會吸引閱聽眾（潛在患者）及患者，更可能因此而有流失既有患者之虞。
5. **服務導向**：多點雙向互動溝通的界面（平臺），如健康衛教、預約掛號、健康自我評量等。可提升使用者的黏著度，拉近與醫療院所的距離，進而增加就醫回診量。

臉書策略

多數醫療院所除了官網外，還會在臉書（FB）上成立專屬的「院所FB」，因此，在臉書策略規劃與執行上，應著重在：

1. **不要爲讚而讚**：少用廣告方式來增加按讚人數，經營核心「在質、在深度」。「有內容、有深度」的FB，自然會引起共鳴而得到臉友按讚。
2. **經營內容分享**：因應時事多貼點豐富有內容、有深度的醫療專業文章或資源，吸引臉友閱讀按讚，並將其分享給更多臉友知道，這就是一種最佳的「口耳相傳（口碑行銷）」的「FB醫療行銷」。
3. **多點主動互動**：可因應時事主動設計「醫療衛教相關議題」，引發臉友討論及互動溝通（不涉及醫療法規範），進而形成一種有效的議題行銷及傳播。
4. **勿商業化廣告**：不要貼療程商業廣告，而回歸醫療專業爲訴求。
5. **引發正面回饋**：唯有醫療專業得到認同，才會有正面評價及回饋。

其他網路行銷策略

如關鍵字行銷、SEO。在策略規劃與執行時，應著重在「有特定醫療議題及有足夠的預算」下施行之。

當能夠將上述策略規劃與落實執行，才是自費醫療網路行銷上策。

臉書策略

① 不要為讚而讚
② 經營內容分享
③ 多點主動互動
④ 勿商業化廣告
⑤ 引發正面回饋

醫院及醫師不能上網做的宣傳

▶ 透過問答及諮詢，招攬醫療業務

▶ 折扣、分期付款、贈送免費兌換券

▶ 內容與事實不符或無法證明真實性

▶ 強調最高級及排名，像國內首例、診治病患最多等

▶ 標榜國內尚未核准使用的醫療技術等，違背醫學倫理

Unit 11-11 自費醫療整合行銷 6Cs

隨著自費醫療市場愈來愈競爭，唯有以滿足患者需求及創造價值為出發點的自費醫療行銷，才能獲得青睞。

吸引患者關注到醫療院所的品牌及價值，除了要有好的自費醫療行銷11Ps的策略規劃外，更需要有以患者為中心的「6Cs思維」。

自費醫療整合行銷 4Ps 與 4Cs 的互補性

1. **從產品（Production）轉變成患者（Client）為導向**：在充分了解患者需求及期望下，才給予患者所需的產品（醫生、醫療技術、醫療服務、醫療設備）服務。
2. **從價格（Price）轉變為成本（Cost）**：了解患者要滿足需求及期望所願意付出的「成本」後，再進行自費醫療的定價。
3. **從通路（Place）轉變到方便（Convenience）**：從患者的便利性思考，再行建立通路規劃，當患者感到便利，通路的效果才會更顯著。
4. **從推廣（Promotion）轉變到溝通（Communication）**：充分的與閱聽眾（潛在患者）及患者進行雙方互動性的溝通，推廣才會更有效果。

這4Ps與4Cs之間的互補性，是從原本一切以「醫療院所為首的醫療行銷思維」模式，轉變成「滿足患者需求的醫療行銷思維」模式。當愈了解閱聽眾（潛在患者）及患者的需求，才會有超乎預期的效果。

自費醫療整合行銷 6Cs

自費醫療行銷的6Cs，主要的出發點還是在於以患者為中心的思維。

1. **患者（Client）**：找出目標市場中的目標患者群，再經由市場調研了解需求及預期期望後，所提供的產品（醫生、醫療技術、醫療設備、醫療服務）才能超越患者期望，創造價值。以此為最佳自費醫療行銷議題。
2. **成本（Cost）**：不僅要考量醫療院所經營成本，更重要的是要考量並了解患者就醫所願付出的自費醫療成本，所擬定的價格若可低於患者的心理價格，且醫療院所又可獲利，為最佳的定價策略。此外，也需注意到患者的無形（時間、搜尋、精神、體力）成本。
3. **溝通（Communication）**：需要提供的是有充分且雙向互動的溝通渠道及機會，有效的醫療行銷溝通可提升閱聽眾（潛在患者）的認同感，另可增加患者（NP、OP）的就醫回診。
4. **便利（Convenience）**：提供閱聽眾（潛在患者）及患者便利的自費醫療行銷、醫療訊息取得。更重要的是提供患者便利的就醫回診環境。
5. **選擇（Choose）**：必須考量患者的就醫選擇性，當愈了解需求及充分滿足需求，愈可降低患者改變就醫的選擇性。
6. **市場變化（Change）**：需時時從患者的角度看自費醫療市場的變化，愈了解市場變化及需求所在，才不易被競爭者所淘汰。

Unit 11-12 自費醫療整合行銷 4Vs 及 5Rs

從患者的角度思考除了有6Cs外，還有4Vs，及從競爭角度思考的5Rs。自費醫療行銷真的要有效果，必須由外而內的建構自費醫療行銷議題，再予以執行。

自費醫療整合行銷 4Vs

從「患者」角度思考的自費醫療整合行銷4Vs，分別是：

1. **多樣性（Versatility）**：不論是社保醫療或是自費醫療，都需了解患者需求所在，因應不同患者的需求，提供多樣性的醫療服務，藉以滿足患者的多樣需求與期望。

2. **價值（Value）**：患者所期待的是，可以付出比心理價格更低的費用，獲取更好的醫療服務，這就是一種價值的創造。除了基本的醫療價值創造外，更需創造附加價值，藉此超乎患者的預期心理，進而增加患者的滿意度及忠誠度。

3. **差異化（Variation）**：患者要的不僅是「多樣性的的價值創造」，更想獲取的是具有「差異化且便利的醫療服務」。除讓患者有便利性且有差異化的通路選擇，另外，要將差異化呈現在就醫前、中、後的便利性，還有就是要提供客製化差異的醫療服務。

4. **共鳴（Vibration）**：自費醫療行銷，不單單是單向的，需要雙向互動性的溝通，愈了解需求及傾聽患者的聲音，才能滿足患者所需的醫療服務，如此與患者才會產生共鳴，提升患者滿意度與忠誠度。

自費醫療整合行銷 5Rs

從「競爭者」的角度思考自費醫療行銷5Rs，分別是：

1. **關係（Relation）**：從競爭的角度思考，患者的就醫選擇性是變多元了，除了醫療具有優勢外，與患者建立雙向緊密互動溝通的醫患關係，方可增加患者就醫回診量。

2. **反饋（Respond）**：在競爭激烈的市場中，能優於競爭者更即時傾聽患者的需求與期望，建立「高效的反饋模式」，即時快速地反饋，滿足患者需求。

3. **回報（Return）**：從「患者、競爭者、通路策略聯盟」進行情報蒐集及回報系統，藉此掌握市場動態予以擬定最佳行銷策略。

4. **關聯（Relevancy）**：善用拉近患者關係，建立雙向互動溝通網路的「關聯性」醫療行銷，可增加與閱聽眾及患者黏著度。

5. **風險控管（Risk Control）**：將有助於醫療行銷的控管與成效呈現。

以患者為中心的4Vs行銷

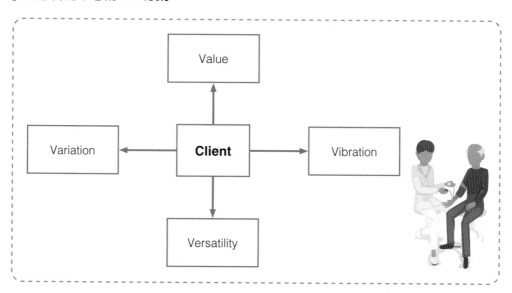

以患者為中心的4Ps、4Cs、4Vs、4Rs之間的關係

院所4Ps	患者4Cs	患者4Vs	競爭4Rs
Product 產品	Client Need 顧客需求	Versatility 多樣性	Relationship 關係
Price 價格	Cost 成本	Value 價值觀	Respond 反饋
Place 通路	Convenience 便利	Variation 差異化	Return 回報
Promotion 推廣	Communication 溝通	Vibration 共鳴	Relevancy 關聯

自費醫療整合行銷
——公關

12

Unit 12-1 虛實整合行銷

隨著目標市場閱聽眾接觸媒體屬性趨於電子化及網路化，在自費醫療行銷的應用，除了實體行銷也必須整合虛擬行銷，因此，「虛實整合行銷」已成為新趨勢。

虛實整合行銷

傳統的醫療行銷是「閱聽眾請注意」，而虛實整合行銷是「請注意閱聽眾」，是非常不同的思考角度；虛實整合行銷是一種整合傳播（Integrated Marketing Communications），指的是醫療院所在合於「法律規範」下，將各種傳播方式綜合善加使用，包括虛擬實體的「廣告、與患者直接溝通、活動推廣、公共關係」等傳播方式，使得「品牌、醫療、服務」的整合傳播達到更明確、連續、一致和提升效果，增加就醫回診，並提升患者滿意度及忠誠度。

虛實整合行銷的好處

1. **傳播訊息一致性，獲得利益關係人青睞**：應用策略性整合傳播訊息一致性，傳播給利益關係人（閱聽眾、潛在患者、患者、內外部利益關係人），除可避免訊息混淆不清產生困惑外，更可因一致性訊息的傳播而獲得利益關係人青睞，提升利益關係人的滿意度及忠誠度。

2. **策略整合傳播，降低行銷成本，發揮綜效**：策略性整合傳播工具使「院所品牌、醫療、服務」的訊息具有一致性，除了可降低自費醫療行銷成本，更可達到綜效。

虛實整合行銷策略

策略性的思考：

1. **行銷議題訴求**：依循年度的醫療行銷主軸，分季節性以專案為單位，經由市場調查研究，了解目標市場需求，設計出高效的行銷議題及行銷訴求。

2. **了解閱聽眾是誰**：要精準打動人心，就必須充分了解目標市場中閱聽眾的習性及潛在需求，如此才可提升虛實整合行銷效益。

3. **整合行銷訊息**：在擬定行銷議題及行銷訴求後，需以閱聽眾可理解的語言及話題性，整合行銷訊息。並以此一致性行銷訊息，應用於虛實整合行銷傳播工具。

4. **雙向互動溝通**：使行銷議題及行銷訴求發酵，可善用虛擬（官網、臉書、社群討論區）傳播工具與閱聽眾進行雙向互動溝通。

5. **慎選傳播工具**：傳播工具的選擇，在於是否可以讓行銷議題及行銷訴求達到最佳綜效，因此，在媒體（傳播工具）的選擇上，要以互補性和延續性為考量。

除了上述的策略思考外，還有就是要有效的成本控管，這才是最佳的自費醫療虛實整合行銷策略。

建立醫療（院所）品牌權益的「虛實整合行銷溝通」

自費醫療整合行銷傳播溝通模式

有效自費醫療整合行銷溝通流程

Unit 12-2 事件行銷

什麼行銷方式才是最不花錢，又最具有話題性、容易與閱聽眾（潛在患者）、患者進行雙向互動溝通的醫療行銷方法？答案就是「事件行銷」。

事件行銷

事件行銷（Event Marketing）是指醫療院所利用內部資源，以社會大眾所關注議題的策略性企劃與創意性「活動或事件」，吸引媒體的報導與閱聽眾（潛在患者）或患者的參與，進而達到提升品牌、形象，以及就醫回診的目的。

事件行銷的操作方法，可分為「借勢」和「造勢」兩種。「借勢」就是借由參與社會大眾所關注的話題，將醫療院所帶入此議題（話題）中，藉此引起媒體和大眾的關注；而「造勢」，則是醫療院所經由內部創出具策略性的議題，並企劃出富有創意話題的事件或活動，引起媒體或者大眾關注。

事件行銷方法

事件行銷是一種最具「互動性、參與性、話題性」的自費醫療行銷方式，事件行銷工具有：

1. **代言效應**：因應社會所關注議題，由院所內醫護人員成為代言人，藉由醫護人員的代言結合社會所關注的議題，成為新聞媒體採訪報導焦點的事件行銷。
2. **賽事贊助**：可贊助患者病友的運動比賽，藉此提升醫療院所的品牌形象。
3. **公益行銷**：投注在社會大眾所關注的醫療保健議題，進行公益事件活動，藉以達到醫療行銷傳播效果。
4. **製造焦點**：創造社會大眾會關注的醫療保健話題（如怎麼樣喝水才健康），成為新聞媒體採訪報導焦點。
5. **危機處理**：需要有危機預防機制、處理因應流程及能力，當面對危機、處理得宜時，可帶來正面評價且可提升品牌形象。
6. **事件整合**：即時整合各種社會所關注的事件，進行有效的整合傳播。

經由「借勢」或「造勢」，讓醫療院所品牌形象可處於新聞媒體高度關注的狀態。

事件行銷好處

採用事件行銷的好處有：(1)受眾面廣、突顯議題性強，在短時間內能使訊息傳播達到最大、最優的效果；(2)相對於其他醫療行銷方式，事件行銷的運作執行成本低；(3)風險低，可行性高；(4)維繫與新聞媒體及利益關係人的公關效果。

事件行銷的後續

事件行銷除了事件當下可獲得新聞媒體好評及閱聽眾（潛在患者）迴響外，更重要的是要延續事件議題性，讓更多的閱聽眾及患者能在「官網、臉書、社群討論區」有更多的互動與溝通，成為下一波新聞媒體關注的議題與焦點，創造再次採訪的機會。

事件行銷策略與流程

事件行銷方法

Unit 12-3 議題行銷

議題行銷（Cause-Related Marketing）

議題行銷是結合「既有」眾所矚目的社會公眾議題，或是「自行創造」的社會關注的公眾議題，再經由虛實整合行銷傳播，引發閱聽眾（潛在患者）或患者（NP、OP）關注及討論，藉此有助增加院所品牌、形象、知名度、促進就醫回診量。

「議題行銷」是一種將「就醫回診」與「社會公益」結合在一起的行銷方法，如就醫回診就捐助某某醫療基金會，藉以整合成「正面」社會公眾議題的行銷方式，引發閱聽眾（潛在患者）或患者的互動及參與，產生共鳴與認同，進而創造三贏（醫療院所、患者、社會公益團體）價值。

議題行銷的成功關鍵因素

議題行銷要能成功，需掌握三大關鍵因素：

1. 議題行銷的「社會顯著性」：此議題對目標市場中的閱聽眾所關注的重要程度。關心程度愈高的社會公眾議題，愈容易產生共鳴。
2. 議題行銷的「活動持續性」：活動持續時間長短。活動持續時間愈長，愈容易深入目標市場閱聽眾，發揮並擴大影響層面及效果。
3. 議題行銷的「第三方保證」：活動要有公開徵信措施，藉由第三方（如律師驗證）公開徵信的活動，容易贏得社會大眾的信任，且可引來更多人的響應。

議題行銷要能掌握成功關鍵的三因素，不僅容易引起共鳴，對品牌、形象也會有正面評價。

議題行銷準則

議題行銷需注意的五大準則：

1. **掌握議題與資源**：不論是結合「既有」或是「創造」都應掌握關注在「正面」而非「負面」的社會顯著性公眾議題，同時更要掌握及善用內、外部資源的議題行銷，才能引起共鳴。
2. **完善的配套方案**：要有第三方執行保證的活動機制，才是具有公信力及可信度的相關完善配套方案。
3. **有活動品牌名稱**：在議題行銷活動上，也要賦予議題活動的品牌名稱，除可與院所既有的品牌相呼應，更可提高議題行銷的社會顯著性。
4. **創造情感的連結**：議題行銷是與閱聽眾（潛在患者）或患者搏感情的最佳時機，因為直接的情感連結顯得更簡潔、更親切、更有力，更容易產生共鳴，也可強化患者關係的經營與管理。
5. **鼓勵溝通與參與**：議題行銷的焦點在議題及溝通，所以要運用虛實整合的方式，引導並鼓勵閱聽眾（潛在患者）或患者的參與及互動性的溝通。

掌握三大關鍵要素及遵循五大準則的議題行銷，必將提升議題行銷的成效。

▍議題行銷五大準則

Unit 12-4 一對一行銷

自費醫療整合行銷最直接有效的行銷方式，首推「一對一行銷」。

一對一行銷

醫療院所針對個別的閱聽眾（潛在患者）或患者，提供客製化專屬的行銷方式，稱之為「一對一行銷」，是一種患者經驗管理（CEM）的策略，院所提供個別閱聽眾（潛在患者）或患者客製化專屬的互動溝通方式。一對一行銷做得好，可拉大與競爭者之間的競爭距離，更具自費醫療行銷競爭優勢，且可強化患者關係經營及患者關係管理的效益。

一對一行銷目標

一對一行銷是以患者為中心，以滿足需求為導向的行銷方式，採行一對一行銷的短期目標，在於提高自費醫療行銷推廣活動及患者價值，長期目標在於提升滿意度及忠誠度，為患者創造最大的終生價值。

一對一行銷執行步驟

1. **依據溝通偏好分類**：依據不同的溝通偏好類型，將目標市場中的閱聽眾（潛在患者）或患者分類，如此有助於後續的互動及順暢的溝通。
2. **建立互動溝通模式**：因應不同閱聽眾（潛在患者）或患者的溝通類型及醫療需求，建立客製化的互動溝通模式，並就此一對一行銷互動溝通過程中，應加以記錄，以供後續就醫回診參考。
3. **推廣促進就醫回診**：藉由提供專屬客製化互動與溝通，可達到有效醫療行銷推廣，進而促使閱聽眾（潛在患者）或患者就醫回診。
4. **有回饋機制與改善**：務必建立一套一對一行銷回饋機制，從每一次的一對一行銷中，找出市場需求趨勢、情報蒐集及閱聽眾（潛在患者）或患者對醫療院所的優缺點評價建議，再經歸納分析，擬定改善方案，將有助提升後續一對一行銷的執行效果。

一對一行銷用在自費醫療市場，將更具顯著的效果，以及更黏著的患者關係與患者關係管理效益。

一對一行銷策略經驗

基於患者關係經營及患者關係管理（CRM），與個別閱聽眾（潛在患者）或患者建立專屬客製化互動溝通模式，記錄生活習性、各種需求及喜好等，且提供即時一對一的互動溝通，讓閱聽眾（潛在患者）或患者感受到有賓至如歸之感，成為競爭者不可取代的一對一行銷策略。

誰是一對一行銷高手

在醫療院所內人人都可成為一對一行銷高手，只要「有心、有熱忱、具同理心、樂於助人」都可成為最佳的一對一行銷高手，為自費醫療行銷盡一份心力，達到醫療行銷推廣及促進閱聽眾（潛在患者）或患者就醫回診。

大眾行銷與一對一行銷比較

從CEM到一對一行銷

Unit 12-5 內部公關

公共關係是指醫療院所的訊息傳播溝通、關係協調、品牌形象管理，提升信任度等運作。公共關係又可分爲外部公關及內部公關，內部公關做得好將有助外部公關的推行。

內部公關

將公共關係運用在組織內部稱之爲「內部公關」，又可分爲橫向的內部公關及縱向的內部公關。橫向內部公關是一種強調跨部門間的員工關係；縱向內部公關則是組織內部上下層級間的員工關係。由於醫療院所經營的核心關鍵在於「人才」，是一群高專業人士所組成，需高度跨部門專業分工及高度聯繫的工作。組織內部員工關係是否相處融洽、團結合作、目標一致，決定著醫療院所能否充滿活力，能否具有競爭優勢和發展潛力。因此，建立良好的內部公共關係，是院所開展對外公共關係活動的基石。

內部公關目標

「建立和諧的員工關係，凝聚員工向心力、激發員工工作潛能、提升員工工作士氣、增加員工與患者的友善關係」等，都是內部公關所追求的目標。

內部公關溝通對象

內部公關溝通對象是內部的利益關係人，有：

1. **個別員工**：不論是「資深員工」或「資淺員工」，都是內部公關所關注及溝通的對象。
2. **員工團體**：「員工社團」或是員工所組成的「公會團體」，也是內部公關溝通對象。
3. **股東**：股東對醫療院所未來經營動向具有影響，因此內部公關的第三個主要溝通對象便是「股東」。
4. **領導人**：院所主要經營階層的領導風格，將會是引領員工工作表現，以及院所經營成效的關鍵。內部公關第四類的溝通對象就是經營階層的「領導人」。

內部公關主要重點

不論是橫向或是縱向的內部公關，最主要工作內容有：

1. **關懷協調員工物質利益**：爲員工薪資合理化提供決策訊息，爲員工福利待遇改善提供建議，關懷改善員工工作條件、工作環境及工作安全。
2. **重視員工精神層面需求**：經由公關活動提升員工在院所中的地位、增強工作責任感、提高自信心、凝聚向心力。
3. **協助落實醫療經營理念**：藉由內部公關傳達院所的經營理念，進而可落實在臨床工作中。

內部公關運作方式

內部刊物（實體紙本版或網路版）、公關公布欄、內部廣播系統、員工手冊、公關座談會、公關意見箱（實體和網路意見信箱）、公關活動或比賽（爬山或保齡球比賽）等，都是內部公關可採用的方式。

廣告與公關比較

	廣告	VS.	公關
對訊息的主控權	強		弱
交涉的部門	媒體的廣告部門		媒體的新聞部門
付費與否	高		無或較低
曝光焦點	產品		組織
媒體關係	媒體有求於廣告		公關有求於媒體
傳播手法	自我宣揚		創造新聞或議題

內部公關構面　　　　內部公關溝通對象

內部公關三大重點

Unit 12-6 外部公關

對於外部利益關係人，建立及維繫良好關係，進而提升醫療院所品牌形象、知名度、增進患者關係、促進就醫回診量、成爲友善社區醫療院所等，稱之爲醫療院所的外部公關。

外部公關類型

依外部利益關係人不同，外部公關可分爲：閱聽眾（潛在患者）公關、患者公關、社區公關、政府公關、媒體公關、危機公關、競爭者公關、供應商公關等。

閱聽眾（潛在患者）公關

針對目標市場的閱聽眾也需從事外部公關。與閱聽眾建立良好的互動溝通平臺，不但有助於提升品牌知名度，還能進而促使新患者就醫。

患者公關

以患者爲中心，以滿足需求爲導向，是醫療院所經營的第一條準則，因此，在患者公關操作上，需先了解患者需求類型，經由患者所熟悉最容易接觸的溝通方式（口頭溝通、患者園地刊物、各類廣告、患者座談會、衛教專題演講），贏得患者的信賴，提升品牌、形象、知名度、認同感，達成公關目標，並促進患者就醫回診量。

社區公關

醫療院所需要透過社區醫療關懷、義診、衛教講座、參與社區醫療議題等方式，與所在地的社區（民眾、機關、學校、商店、公益事業單位等）建立良好互動，營造友善醫療院所的形象。

政府公關

受限於政府政策及法律規範，故需經常分析醫療政策與法律法令、參與政策立法公聽會、支持相關醫療政策議題，促進與政府主管機關、醫學會、相關公會等的良好關係。

媒體公關

新聞媒體（報紙、雜誌、廣播、電視）的報導與傳播，對社會大眾具有巨大影響。因此，需先了解各家新聞媒體的風格、特性及議題動向，在新聞媒體公關策略上要具「議題主導性」，提供新聞媒體想要的醫療新聞議題及見解，引發新聞媒體的採訪報導。而與新聞媒體之間的關係要有「三要四不」原則，三要是指：「要以禮相待、要以誠相待、要平等相待」；四不是指：「不要無理干涉、不要以『利』相交、不要急功近利、不要雜亂無序」。

危機公關

危機的預防與處理是外部公關另一個重要課題，能有效做到事先預防危機發生，就可避免不必要的損失及災害；當危機處理時，更要主動積極面對，勇於承擔，與檢調司法單位配合，善用新聞媒體平衡報導，取得患者認同及安心。

競爭者公關

與競爭者要有良性競爭、友善合作的夥伴關係。應採取開放競爭、積極合作的關係。

▌外部公關的「WHATS」原則

1 ➤ 全員公關（Whole Company Public Relations）

2 ➤ 誠實為上策（Honesty as Best Policy）

3 ➤ 言行一致（Action Concurrent with Words）

4 ➤ 雙向傳播（Two-Way Communication）

5 ➤ 對等溝通（Symmetrical Communication）

影響外部公關因素

社會環境	組織文化	組織結構	組織運作
法令的限制	資訊的溝通	員工的認知	其他因素

醫療院所外部公關

競爭者公關　　閱聽眾潛在患者公關　　患者公關　　社區公關

政府公關　　媒體公關　　危機公關

Unit 12-7 社區公關

醫療院所的社區公關在於和社區內的公司行號、工廠、政府機關、各類學校、商店、旅館、公益事業單位及社區民眾的良好互動關係。

社區公關對醫療院所的影響非常重大，要成為社區友善醫療院所，就必須著重在社區公關的經營。社區公關的經營，除了醫療院所所在地的社區外，也可依社區醫療服務供應量及醫療服務範疇，將附近的其他社區也納入社區公關經營的範圍。

社區公關做法

1. **社區民眾**：主要訴求為社區民眾提供社區醫療服務網，以醫療義診、衛教講座等方式，提升社區內民眾的醫療知識、衛教保健、用藥觀念及提供即時就醫回診服務，促進成為「健康社區」的形象。

2. **社區環境**：醫療院所也需為社區環保盡一份心力，除了倡導安全有效用藥，勿屯積藥品外；還要融入社區自然環境，提倡以「人、醫療、環保」為訴求的環保議題，並加以落實。

3. **社區內的政府機關**：除了主管機關外，在社區內的相關政府單位，也都需要加強雙向互動與溝通，進而建立強而有力的醫療協助通報網，更可主動參與配合地區內的政府單位，辦理相關醫療保健講座及義診，提供多元的社區醫療服務機會。

4. **社區內的公益團體**：結合社區內相關的公益團體，主動提供長期有議題性的醫療服務（如義診、講座）等，協助公益團隊為社區盡一份心力。

5. **社區內的公司行號**：可主動出擊為社區內的公司行號提供員工「職場健康講座與義診」，成為公司行號專屬「特約門診」的醫療院所。

社區公關的成功關鍵因素

醫療院所要做好社區公關，需化被動為主動，更要掌握以下七大關鍵要素：⑴主動打好鄰里關係；⑵保持與社區有暢通的互動溝通管道及訊息管理；⑶為社區擬定長期的醫療保健議題，邀請社區民眾參與；⑷成為社區內友善醫療院所的口碑；⑸為社區環保議題盡一份心力；⑹提供醫療資源，主動參與社區內各項活動；⑺最終要做到提升社區健康指數，使社區成為最健康的社區。

醫療院所的社區公關，要先找出社區內的意見領袖，藉由與意見領袖的互動溝通，為社區擬定專屬醫療服務議題，編列社區公關預算，再依社區內不同對象的需求，提供社區服務（義診、保健講座、社區醫療保健刊物）資源，提升社區公關效益，促進就醫回診量。

社區公關做法

社區公關經營範圍

社區公關七大成功關鍵

01	鄰里關係
02	溝通管道與訊息管理
03	醫療保健議題
04	友善好口碑
05	為環保盡一份心力
06	主動參與社區事務與活動
07	提升社區健康指數

Unit 12-8 政府公關

政府公關是醫療院所非常重要的外部公關之一，不論是中央政府或是地方政府，都需要做好各級政府主管機關的政府公關，如此可即時掌握政府政策動向；做好政府公關，更有助醫療院所擬定長期經營策略及發展。

政府公關

醫療院所經由正式溝通管道或是非正式溝通管道，主動積極參與互動，有效溝通，將醫療院所經營困境及所需協助的問題，與相關政府機關溝通，期望政府未來可經由政策法律的改善，提升醫療院所的經營環境及提升民眾醫療權益，且從政府公關中，也可得知政府政策及法律規範方向，以利政策法令遵循。

政府公關做法

需先行了解哪些各級政府主管機關是最主要進行政府公關的對象，再擬定相應的政府公關策略。可運用以下五種政府公關操作方式來執行：

1. **政策法令分析**：針對各級政府主管機關所頒布的相關政策及法令，進行經常性的分析，並與各級政府主管機關進行互動溝通及回饋，院所相應可擬定未來經營的因應對策。

2. **參與立法公聽會**：主動積極參與各項醫療政策法案立法公聽會，經由主動參與及溝通，可將醫療政策引導至較為開放的立法方向，如此有助院所經營及民眾就醫權。

3. **參與政府聯誼會**：由醫療院所高階主管為代表，主動參與由政府所舉辦的醫療產業相關聯誼會，藉由聯誼會的非正式溝通管道，與各級政府主管機關進行醫療政策法令規範的互動溝通及意見交流，除可與同業交流互動，更可與政府相關部門保持良好溝通互動關係。

4. **參與政府醫療公益**：主動加入政府在國內、外臨時性或救災性的醫療公益活動與宣傳推廣，藉此可與主管機關保持良好關係，並可樹立醫療院所的公益形象。

5. **支持落實政策法令**：當政府政策頒布後，應主動積極配合落實政策施行，並予以宣導，讓就醫民眾得以配合政策，如支持施打預防性預苗的政府政策施行及宣導。

對於各級政府主管機關都應保持敏銳的洞察力，了解各級政府的醫療政策及法令走向與規範，擬定相應的政府公關策略，再依需求採用有效的政府公關操作方法，如此才可達到好的政府公關成效。

政府公關關鍵

醫療院所經營政府公關最主要的關鍵，在於與各級政府主管機關保持良好溝通互動關係，並對政府擬定醫療政策具有影響力，讓醫療院所經營趨於更開放、更自主，同時為民眾謀求更好的醫療福祉。

政府公關做法

01	政策法令分析
02	參與立法公聽會
03	參與政府聯誼會
04	參與政府醫療公益
05	支持落實政策法令

政府公關關鍵

1　互動雙向溝通關係

2　具政策擬定影響力

政府公關範圍

中央主管機關

立法機關

醫學會

地方主管機關

地方政府

Unit 12-9 危機處理與危機公關

當有不當醫療行為、不當醫療廣告、不當醫患溝通時，就很容易產生客訴或是醫療糾紛，再經由新聞媒體報導後，成為眾所周知的負面新聞事件。這些原本可預防、可妥善處理的狀況若沒有處理好，將對經營產生重大的影響。因此，院所需建立日常經營的「危機預防、危機處理、危機公關」。

危機處理的基本原則

當有危機發生時，應以有系統性的處理原則妥善加以處理，才能獲得社會大眾的諒解和信賴。危機處理原則有七要：「要主動、要積極、要即時、要冷靜、要理智、要負責、要善後」。

危機處理步驟

除了要謹守危機處理原則外，更要依循危機處理四大步驟：

1. **界定危機**：以危機的「起因」及「影響範圍」，釐清界定危機的範圍。
2. **評量危機**：以危機「影響面」及「可能性」兩個要素，評量危機狀態。
3. **解決危機**：分別是「避開、轉移、減緩、接受」危機。
4. **控制危機**：持續檢視危機的動態變化，重新檢視策略與行動，保持戒備即時因應，避免失控惡化。

危機公關SOP

1. **危機預警通報系統**：院所應建置「危機預警通報系統」，隨時過濾與掌握可疑的人、事、物，即時了解與判斷是否為危機事件。

2. **成立危機處理指揮中心**：若判斷屬危機事件，應由高階主管主導「危機處理指揮中心」，隨時掌握危機事件演變與擬定因應對策，即時設立「危機處理服務專線」，回應社會大眾、新聞媒體所關心的事項。

3. **外部溝通一致**：應由發言人主動且統一發言。對媒體發言應表現負責的態度，並說明處理危機事件的立場與方案。與社會大眾溝通時，也應本著良知，展現重視患者權益的院所形象。

4. **即時發布新聞稿、刊登聲明稿及召開記者會**：為因應危機事件不同階段的變化，需主動發布新聞稿及刊登聲明稿，必要時也可開記者會說明真相，讓媒體與社會大眾了解醫療院所的因應態度及事件處理的進度，藉此取得認同與信任。

5. **不忘內部溝通**：高階主管需即時向員工說明危機處理的立場及態度，讓員工可以安心工作，並避免員工任意對外發言造成不必要的誤解，讓有心人士有機可乘。

6. **擬定抑止損失計畫**：危機事件必然造成有損失，應盡快評估損失，並擬定抑止損失計畫。

7. **平時多演練危機處理SOP**：平時即應建置危機處理SOP手冊，並藉由教育訓練提升員工的危機意識。

「十種危機」可能重創醫療院所的「危機形態」

① 解僱 / 組織縮編	⑥ 醫療訴訟
② 員工士氣低落	⑦ 謠言中傷
③ 過勞工作與傷害	⑧ 財務狀況比預期偏低
④ 歧視 / 騷擾案	⑨ 天然災害
⑤ 媒體負面報導	⑩ 醫療院所成為被併購的對象

讓危機損害降至最低有哪些「必要成本」

① 罰金或罰則	⑤ 印製資訊手冊費
② 訴訟費	⑥ 電話會議或視訊會議（時間成本）電話網路費
③ 危機管理 / 公關顧問費	⑦ 訴求性的廣告費
④ 媒體資訊費	

危機處理原則七要

要主動　　要積極　　要即時　　要冷靜　　要理智　　要負責　　要善後

危機公關SOP

1 危機預警通報系統	5 不忘內部溝通
2 成立危機處理指揮中心	6 抑止損失計畫
3 外部溝通一致	7 多演練危機處理SOP
4 即時發布新聞稿、聲明稿及召開記者會	

打造自費醫療整合行銷品牌

13

Unit 13-1 360度自費醫療品牌管理

醫療院所的長期經營，最終期目標就是要走向「自費醫療品牌連鎖」發展經營。

因此，自費醫療品牌發展及品牌經營管理，應該愈早開始愈好，自費醫療品牌經營管理，必須從「利益關係人」的角度思考品牌發展與經營管理，謂之醫療院所的「360度品牌管理」。

自費醫療360度品牌管理

什麼是自費醫療品牌？是一種錯綜複雜的象徵，是自費醫療（院所）品牌「屬性、名稱、包裝、價格、歷史、信譽、廣告方式」的無形總稱。「品牌管理」是指院所對於「自費醫療、服務」的品牌，綜合運用內部資源，經由有效的經營，來實現品牌策略與目標的過程。

醫療（醫生、醫技、醫材、醫藥）很容易被競爭者模仿及替代，但自費醫療的品牌可以是獨一無二的；自費醫療品牌更是喚起患者（NP、OP）重複就醫回診的原始動力。

成功的自費醫療品牌能持久不墜，自費醫療的品牌價值也將會長期影響院所經營。

360度品牌管理步驟

1. **了解所有內外利益關係人**：不是只顧及患者對自費醫療的品牌觀感，而是需要了解內、外部所有利益關係人（患者、員工、政府、媒體、同業、股東、社區、供應商等）對自費醫療品牌的觀感及品牌需求。

2. **清楚所處的相對市場位置**：除了要了解利益關係人外，更要清楚了解醫療院所所處在自費醫療市場中的位置（領導者、挑戰者、追隨者、利基者）。再經由利益關係人市場調查，了解利益關係人對自費醫療品牌「知名度」有何影響？

3. **有效3C分析擬定品牌策略**：進行「3C分析」了解「患者、競爭者、自身」的處境及威脅，進而擬定相應的自費醫療品牌策略。

4. **擬定品牌發展暨經營方案**：就自費醫療品牌發展暨經營，擬定「短、中、長期」方案及編列預算，並評估找出可執行的行動方案。

5. **落實及檢核品牌執行方案**：因應自費醫療品牌發展暨經營所需，落實「短、中、長期」的執行方案，並定期或不定期進行利益關係人對自費醫療品牌的好感度調查、研究及回饋，並就執行方案進行成效檢核。

360度的自費醫療品牌發展與經營，最終是期望醫療院所可以在過度競爭的自費醫療市場中，經由以利益關係人的角度為出發點的自費醫療品牌「建置、發展、經營、管理」，進而促使醫療院所脫穎而出。長期的360度品牌發展暨經營，可提升醫療院所的「品牌知名度」及累積「品牌價值」。

產品與品牌的關係

360度品牌管理

360 度品牌管理步驟

Unit 13-2 「JCI」國際認證助自費醫療整合行銷一臂之力

自費醫療整合行銷，要吸引國際醫療患者，就必須藉由「國際認證」來強化及提升自費醫療整合行銷力、品牌能見度與品牌價值，進而促進國際醫療患者就醫回診。JCI認證是提升自費醫療整合行銷及品牌價值的最佳策略之一。

國際醫療機構認證 JCI

在國際醫療（觀光）發展的興起下，已有愈來愈多國際醫療（觀光）客，開始重視醫療院所的醫療、服務品質。為了吸引國際醫療（觀光）潛在患者的青睞，有愈來愈多醫療院所開始導入國際評鑑制度並取得認證制度，如國際醫療機構認證JCI（Joint Commission International）。

JCI是美國國際聯合委員會國際部，是1998年由美國醫療衛生機構認證聯合委員會（Joint Commission on Accreditation of Healthcare Organizations, JCAHO）所創建，並於1999年起開始對美國以外的醫院提供評鑑。醫院認證制度JCI是目前廣為被多數醫院認可的國際性評鑑制度，醫院認證JCI是醫界公認為可信度高的評鑑專業組織，也是世界衛生組織（WHO）公認醫院認證的最高標準，是全球評估醫院品質的權威機構。

JCI認證的目的在於鼓勵醫院的領導層、管理層及專業技術人員通力合作，不斷提高醫院的醫療品質和服務水準。

國際醫療機構認證 JCI 使命

其主要的使命就是針對健康照護機構進行醫療照顧品質的評鑑，或提供諮詢服務，以確保該健康照護機構所提供的國際性醫療，在病人安全與服務品質方面能持續不斷改善。

國際醫療機構認證 JCI 架構

JCI評鑑的主要精神是以針對醫療品質與病人安全為主軸，評鑑（第六版）內容包括有14章，311個基準，1,274個評量要素。JCI評鑑的重點不外乎：「病人、病人、還是病人」。凡事以病人的角度思考，包括病人衛教、病人權利、病人同意權、病人安全等，完全以病人為中心，而不是以醫院或醫師為中心。特別強調護理的專業性與重要性，重視專業間的團隊合作（team work）而非單打獨鬥。

國際醫療機構認證 JCI 發展

目前在全球已約有近千家醫療機構完成該機構評鑑，在亞洲國家包括：臺灣、新加坡、菲律賓、印度、泰國及中國都有醫院通過JCI評鑑，甚至遠在東非衣索比亞都有醫療機構通過認證，因此普獲國際肯定。

醫療院所若能取得JCI認證，將是提升醫院醫療品質走向國際化發展的一項利基，此外，也有利於國際的自費醫療行銷及品牌能見度、品牌知名度，更有助在國際醫療（觀光）方面發展。

▌國際醫療機構評鑑（JCI）評鑑簡述

使命願景	針對健康照護機構進行醫療照顧品質的評鑑或提供諮詢服務，以確保該健康照護機構所提供的國際性醫療在病人安全與服務品質方面能持續不斷改善
核心價值	著重在醫療機構的醫療品質與病人安全為主，而非醫師人數及醫療設備
評鑑的重點	以病人的角度思考，包括病人衛教、病人權利、病人同意權、病人安全等，完全以病人為中心，強調護理的專業性與重要性，重視專業間的團隊合作
評鑑規範	JCI認證（第六版）有14章，311個基準，1,274個評量要素
取得評鑑認證家數	全球五大洲近千家醫療機構
亞洲各國取得評鑑狀況	臺灣、中國大陸、新加坡、菲律賓、印度、泰國等都有醫療院所通過JCI評鑑
臺灣已取得評鑑認證家數	2016年12月止，已有18家醫院、3家診所
中國大陸已取得評鑑認證家數	2017年11月止，醫院評鑑85家、學術性醫療中心醫院9家、4家非住院醫療機構（診所）

▌醫策會疾病照護品質認證與JCI – CCPC

	醫策會－DSCCP	JIC－CCPC
認證名稱	疾病照護品質認證 （Disease Specific Care Certification Program）	臨床照護計畫認證 （Clinical Care Program Certification）
起始年份	2008年	2005年
認證條文	3章／9節／23個基準	6章／48條標準／188個評語細項
評鑑手法	Patient－Focused Method	Tracer Methodology
可認證計畫	3種，包含： • 冠狀動脈疾病 • 急性冠心症 • 急性心肌梗塞	15種，包含： • 急性心肌梗塞 • 哮喘 • 癌症（任何類型的癌症） • 慢性腎病（一至四期） • 慢性阻塞性肺病 • 糖尿病（1型／2型） • 晚期腎病 • 心力衰竭 • 愛滋病管理 • 關節置換（任何類型的關節置換） • 疼痛管理 • 緩和療護（任何類型的緩和療護） • 初級中風 • 移植（任何類型的移植） • 創傷性腦傷害

Unit 13-3 「ISO／IWA1」國際認證助自費醫療整合行銷一臂之力

醫療院所取得國際認證，除了可達到國際認可標準外，更可助自費醫療整合行銷一臂之力、提升品牌知名度、品牌價值，藉此吸引潛在患者及患者前來就醫回診。除了「JCI認證」，另外還有「ISO／IWA1國際醫療照護品質管理認證」。

「ISO」品質管理系統

ISO（International Standards Organization, ISO）國際標準組織的品質管理系統建立，主要是以「標準化」為基礎，以「流程」為核心的管理模式。建立醫療標準化流程SOP（Standard Operation Procedure, SOP），有助於確保可靠的醫療及服務品質。

此外，標準化的關鍵之一「文件化的要求」是ISO的精髓，也是強化院所內部經營體質的要件之一。文件的構成強調「說、寫、做」要一致的基本精神。「說」：說出需要做什麼事、如何做及如何確保品質；「寫」：寫下程序及標準作業，並隨時檢討更正；「做」：將所做的事詳實記錄，證明已做了所寫下的事。ISO標準化文件也不只是紙上談兵，而是經過持續改善而產生標準流程。藉由檢討與簡化功能讓作業系統朝向對患者有利的方向精進與改善，才能提升醫療院所對患者的醫療及服務品質。

「ISO／IWA1」醫療照護品質管理系統

「ISO／IWA1國際醫療照護品質管理認證」，是由國際標準組織（ISO）以ISO9001為架構基礎，針對醫療產業的特性及需求，相關的專業用語納入條文標準的說明中，作為醫療及健康服務業推動品質管理系統的指引綱要。

「ISO／IWA1」核心價值

醫療照護品質管理系統主要的對象是以「患者」為中心，在醫療照護的「設計、傳遞、管理」都以滿足患者需求為導向。

「ISO／IWA1」的核心價值在於「促進醫療照護機構品質管理系統的發展與改進，藉由持續改善活動防止錯誤發生，減少變化及組織浪費」。ISO／IWA1認證標準納入 ISO9004：2000－「品質管理系統－績效改進指南」，提供品質管理系統指南，包括針對醫療院所的患者及利益關係人的滿意度及持續改善流程。因此，不論是醫療專業或提供的醫療服務，ISO／IWA1以病患及相關利益關係人為中心，並強調「流程績效」。

取得「ISO／IWA1」認證的品牌優勢

「ISO／IWA1」意旨在促進醫療院所有效達到經營管理效益，更讓病患受到滿意的醫療及服務。對醫療院所的品牌優勢有：

1. 具有國際認可的醫療照護品質標準化流程，並進行以此為自費醫療行銷的訴求。
2. 可藉此吸引更多國際、國內潛在患者對品牌的認同及知名度的提升。

ISO／IWAI之主要內涵

	五大要求	對應條文	
1	醫院品質保證管理體系	(1)一般要求（4.1） (2)文件要求（4.2） (3)品質管理原則的應用（4.3）	
2	管理責任	(1)管理者承諾（5.1） (2)顧客導向（5.2） (3)品質政策（5.3）	(4)規劃（5.4） (5)責任、職權和溝通（5.5） (6)管理審查（5.6）
3	資源管理	(1)資源的供應（6.1） (2)人力資源（6.2） (3)基礎設施（6.3） (4)工作環境（6.4）	(5)資訊（6.5） (6)供應商及合作關係（6.6） (7)自然資源（6.7） (8)財務管理（6.8）
4	產品（服務）實現	(1)產品實現的規劃（7.1） (2)與顧客有關的過程（7.2） (3)設計和開發（7.3）	(4)採購（7.4） (5)生產及服務運作（7.5） (6)測量和監控儀器的管制（7.6）
5	量測、分析和改善	(1)概述（8.1） (2)量測及監控（8.2） (3)不符合產品管制（8.3）	(4)資訊分析（8.4） (5)改善（8.5）

Unit 13-4 自費醫療「品牌定位」（Self-funded Medical Brand Positioning）

　　自費醫療的品牌會給予利益關係人什麼樣的感覺，是來自於自費醫療「品牌定位」。有鮮明的品牌定位，患者對自費醫療會愈有感，也會有愈高的品牌價值。

自費醫療品牌定位

　　「品牌定位」是指醫療院所在目標（自費醫療）市場的「市場定位」和「醫療定位」的基礎上，建立一個與患者有關的品牌形象的過程。是在利益關係人腦海中為某個自費醫療品牌建立有別於競爭者的形象。是確定自費醫療品牌有別於競爭者在目標市場中的位置，可爭取利益關係人的認同，在利益關係人的心中占有一席之地。

品牌定位的目的

　　自費醫療品牌定位的目的在於將自費醫療轉化成品牌，有利於閱聽眾（潛在患者）或患者明確的認識。將品牌的功能與閱聽眾（潛在患者）或患者的心理期望連接起來，並將自費醫療品牌定位訊息準確地傳遞給閱聽眾、患者及利益關係人。

　　品牌定位確定了品牌整體形象，這會停留在利益關係人心中的感受，也是品牌經營最直接的目的。沒有明確的品牌定位，不論自費醫療品質再高、服務再好，怎麼努力行銷也不會成功。

如何進行自費醫療品牌定位

　　進行自費醫療品牌定位首要在於，經市場調查研究，了解利益關係人的「生活形態、心理期望及醫療需求」，從中找出切合利益關係人需要的品牌利益點。

　　自費醫療品牌定位除了要了解利益關係人的需求外，更要分析目標市場中主要競爭者的品牌定位，從中找出合於目標市場中利益關係人需求的自費醫療品牌定位。由於市場是動態的變化，亦需隨時檢視品牌定位，適切調整成為有別於競爭者的「品牌差異化」，則是利益關係人容易親近的品牌定位。

品牌定位應注意事項

1. **品牌定位與差異化**：先了解利益關係人的需求所在，並找出有別於競爭者的品牌差異化，再經品牌定位呈現出自費醫療的特色。由於過度競爭，使用自費醫療品牌差異化的區隔愈來愈小，故如何經由自費醫療品牌鮮明定位凸顯出醫療品牌差異化的價值，這將是品牌定位的核心關鍵所在。

2. **品牌定位與虛實整合行銷**：獲得利益關係人認同的自費醫療品牌定位，才有助於擬定虛實整合行銷的訴求及執行。因此，可以說品牌定位是以自費醫療定位為基礎，以虛實整合行銷訴求為保障，經由虛實整合行銷的運用來塑造品牌形象。

定位的重要性

01 占據目標顧客的腦海版圖

02 協助口碑流傳，擴大市場基礎

03 作為行銷策略規劃的基礎

定位的基礎（AFBP）

屬性（Attributes）

功能（Functions）

利益（Benefits）

個性（Personalities）

利益關係人，如患者（NP、OP）、員工、政府、閱聽眾、媒體、競爭者、供應者

品牌定位方法

屬性定位

利益定位

使用／應用定位

使用者定位

競爭者定位

產品類別定位

品質／價格定位

Unit 13-5 自費醫療「品牌權益」

品牌資產與品牌權益

從會計恆等式「資產」等於「負債」加「權益」，亦可得知「品牌資產」等於「品牌負債」加「品牌權益」，或是「品牌權益」等於「品牌資產」減「品牌負債」。

什麼是品牌權益

「品牌權益」需從利益關係人的觀點來定義，「品牌權益」是利益關係人連結「品牌、品名和符號」的「資產」和「負債」的集合，其中包含了「品牌知名度、品牌忠誠度、知覺品質、品牌聯想，以及其他如專利、商標、智慧財產權」等專屬性的自費醫療「品牌權益」。品牌權益可帶來好的經營效益，並有助於吸引投資者投資及品牌連鎖發展。

決定品牌權益的因素

1. **品牌知名度**：當潛在患者認識或回憶某一自費醫療品牌時，將歸屬於一種特定自費醫療的能力。
2. **品牌忠誠度**：患者透過先前的就醫經驗，對此品牌的信心高於競爭品牌，這種信心將轉化成患者的忠誠度，是自費醫療「品牌權益」的核心。
3. **知覺的品質**：是提供品牌定位的最主要依據來源，因為品牌定位就是要在利益關係人的心目中，塑造一種特殊的地位。

4. **品牌的聯想**：在人的記憶中以一個品牌為中心時，可聯想延伸的所有事物，又可分為「品牌屬性、品牌利益、品牌態度」的聯想。
5. **專屬的權益**：如「專利、商標、智慧財產」等。

獲得品牌權益方法

1. **「建立品牌權益」**：可經由以下三種方式：(1)提高品質，建立利益關係人對品牌的正面評價；(2)強化利益關係人對品牌屬性的聯想，進而增加就醫回診；(3)發展一致的品牌形象，使利益關係人與品牌形象有正向連結。
2. **「延伸品牌權益」**：將知名品牌運用在預期發展的自費醫療類型上。
3. **「購買品牌權益」**：除「購併品牌」外，還有「品牌授權」的方式，都可快速進入其他市場，強化原品牌知名度，也需滿足「品牌知覺契合、具競爭優勢、原品牌利益可移轉」。

提升品牌權益的好處

可為自費醫療帶來以下八項好處，分別是：(1)提高患者的忠誠度；(2)具有較高的自費醫療行銷優勢；(3)可減少危機時的傷害；(4)可擁有較高收益；(5)患者會在乎品質而非價格；(6)可獲得較多自費醫療的通路合作與支援；(7)可提升行銷溝通效果；(8)可增加品牌連鎖發展機會。

以利益關係人為中心的品牌權益

醫療（院所）品牌權益

Unit 13-6 自費醫療「品牌權益衡量模式」

自費醫療品牌權益需從利益關係人的觀點來衡量，從利益關係人對品牌的「認知、知識、識別、形象、聯想、滿意度、個性、知名度」等為衡量基礎，了解患者的品牌偏好、品牌態度，加以衡量品牌權益。

利益關係人觀點的品牌權益衡量模式

Aaker 品牌權益衡量模式

Aaker於1991年提出，以利益關係人的觀點來衡量品牌權益。品牌權益是用來聯結利益關係人對品牌名稱及符號的一種品牌資產與負債的集合。品牌權益衡量模式中有五項決定因素，分別是「品牌忠誠度、品牌知名度、知覺品質、品牌聯想及其他品牌權益」。

Keller 品牌權益衡量模式

Keller於1993年提出，認為品牌權益是利益關係人對某一品牌的行銷效果刺激而反應在品牌知識的差異。所謂的「品牌知識」包含有品牌知名度與品牌形象。品牌知名度包括在沒提示下的品牌記憶及在有提示下的品牌認識；品牌形象則由不同的品牌聯想類型組成。品牌聯想有「品牌屬性、品牌利益、品牌態度」。

Simon 與 Sullivan 品牌權益衡量法

Simon與Sullivan於1993年提出品牌權益衡量法，是一種財務的觀點，指在客觀的市場資訊基礎下，品牌結合產品與服務所產生的現金流量。由於醫療院所是基於有形資產與無形資產累積而獲益，因此，將品牌權益從無形資產劃分出來，可充分反應在市場未來期望的現金流量，是衡量品牌權益的有效方法之一。

Kapferer 品牌權益衡量模式

Kapferer於1997年品牌權益模式，指出品牌權益是基於品牌與利益關係人之間的一種心理契約，是主動重複就醫回診的行為。自費醫療品牌名稱的好處是可以降低患者就醫回診的風險及不確定性。患者依賴品牌的就醫回診經驗，產生習慣性就醫回診行為及品牌偏好，進而產生品牌忠誠度。

品牌權益追蹤模式

品牌權益追蹤模式，是以利益關係人對品牌知名度與使用狀況了解品牌認知、態度與使用滿意度，進行品牌權益的計算。經由量化患者滿意尺度的品牌效益與品牌知名度，來獲得品牌權益。品牌效益由醫療、服務滿意度、回診意願、價值認知、品牌偏好來衡量。而品牌知名度則是以品牌記憶來衡量。

不論是從財務面或是行銷面來衡量自費醫療品牌權益，最終是協助醫療院所在經營自費醫療品牌時，除累積品牌權益，創造品牌優勢，更應運用有效的品牌權益衡量模式，為醫療院所帶來好的經營價值。

▌Aaker品牌知名度金字塔

▌Aaker品牌權益衡量模式

▌Keller品牌權益衡量模式

Unit 13-7 自費醫療「品牌資產」

品牌資產（Brand Equity）

品牌資產是利益關係人對於品牌的一連串知識，這是有關品牌的所有行銷活動帶給利益關係人的心理感受。

自費醫療品牌資產特性

具有七大特性：(1)品牌資產是以利益關係人為中心，而非以產品為中心；(2)品牌資產是無形的；(3)品牌資產有正資產，也有負資產；(4)品牌資產是以品牌名稱為核心；(5)品牌資產會因市場而變化，以及因利益關係人的品牌經驗而變化；(6)品牌資產的維持或提升，需要靠自費醫療行銷的傳播推薦或活動的支持；(7)品牌資產會影響患者（利益關係人）就醫回診，以及對自費醫療行銷的反應回饋。

品牌資產構成要素

品牌資產是由「品牌名字、自費醫療類型、關聯物」的聯想所構成的。

1. 「品牌名字與醫療類型」的聯想比較具體，是其他聯想的基礎。
2. 「品牌名字與醫療類型」的聯想是「雙向聯想關係」，常常是「不對稱」的雙向聯想關係。
3. 「品牌名字與關聯物」的聯想中，關聯物可以分為三類，即「有利的、不利的和中性的」。
4. 「品牌名字與關聯物」的聯想中，也可將關聯物分為「獨特的」或「共同的」。

5. 「品牌名字與各種概念」的聯想有強度之別。強勢品牌與某些重要概念的聯想強度一般會大於弱勢品牌。

品牌資產的形成

1. **品牌名字是形成品牌資產的前提**：品牌資產是以品牌名字為核心的聯想網路，因此，一種自費醫療在沒有名字之前，就沒有什麼品牌資產可言。因此，為一個品牌取什麼樣的名字還會影響品牌知識的發展。
2. **行銷傳播活動是形成品牌資產的保障**：為自費醫療取一個合適的名字是形成品牌資產的前提，同時也需要相關的自費醫療虛實整合行銷及傳播活動來強化品牌，進而提升品牌資產。可多利用互動式廣告來加強利益關係人的品牌意識，提高品牌知名度。除了廣告之外，其他的自費醫療虛實整合行銷傳播活動，如公關活動，也有助於提高品牌知名度。藉由品牌知名度的提升來強化並保障品牌資產。
3. **患者就醫回診經驗也是形成品牌資產的關鍵**：患者的就醫回診經驗對形成品牌資產的重要性呈現在以下兩個方面。
   (1)就醫回診經驗會強化或修正自費醫療行銷傳播的聯想。
   (2)就醫回診經驗可直接形成對自費醫療品牌資產的聯想。

品牌資產特性

- ▶ 無形性
- ▶ 以品牌名稱為核心
- ▶ 影響就醫回診行為
- ▶ 以利益關係人為中心
- ▶ 品牌資產有正資產，也可能會是負資產
- ▶ 靠醫療行銷提升資產

品牌資產形成

| 先有品牌名稱為前提 | 用醫療行銷保障品牌資產 | 就醫回診經驗是形成品牌資產的關鍵 |

品牌資產提升模型

品牌資產	患者類型	衡量指標KPI
推薦	忠誠患者 ➡	推薦率
回診	既有患者 ➡	回診率
滿意度	新患者 ➡	滿意度
初次就醫		
認知度	潛在患者 ➡	知名度

品牌資產提升

Unit 13-8 自費醫療「品牌鑑價」

醫療院所追求長期發展與品牌經營，最終是為了創造價值，其中又以自費醫療品牌的無形價值為重。世界最主要的品牌鑑價方式有：

英國 Interbrand 品牌鑑價

英國Interbrand是全球最知名的品牌鑑價公司，Interbrand之品牌鑑價基礎是結合財務與行銷觀點，鑑價方法是採納未來盈餘折現法及消費者評價法，利用未來3～5年的預測財報資料加以折現，藉以了解品牌對於消費者的影響力。在品牌鑑價時，會就市場區隔、財務分析、需求分析及競爭者的評價進行比較，最後再求出品牌總價值。

Interbrand為了確認品牌的競爭優勢與劣勢，乃針對競爭者品牌進行風險評估，反映出預期未來收益的風險，藉以導出品牌強度，以作為品牌特定折現率的計算指標。

英國 Brand Finance 品牌鑑價

英國Brand Finance認為無形資產是提升公司價值的重要來源，並認為全球股票市值中有三分之一是來自品牌的貢獻。Brand Finance之品牌鑑價計算是利用品牌 β 衡量尺標（Scoring Template），評估相對於競爭者，該鑑價品牌來自市場存在時間、配銷、市場占有率、市場地位、銷售成長率、價格溢酬、價格彈性、行銷費用支出、廣告認知與品牌認知等屬性的相對數值。

德國 BBDO 之品牌鑑價方法

德國BBDO公司是全球最大廣告代理商之一，BBDO認為品牌是企業的保證。德國BBDO公司認為品牌的重要性及成功貢獻，通常表現在它的財務價值，因此，品牌鑑價應從財務與行銷的綜合觀點加以評估，其計算基礎則採用現金流量法。同時考量過去、現在、未來三個期間，以及著重5大構面：「市場品質、相關市場優勢、品牌國際導向、品牌地位、財務基礎」。

為了鑑價品牌所創造的收入，BBDO以過去3年的平均稅前盈餘推估品牌的潛在價值，並以現金流量法作為計算基礎。其計算步驟可分為三個階段，第一階段先求出營業利潤，第二階段求取毛現金流量，最後則以折現值表示品牌價值高低。

日本 HIROSE 品牌鑑價

日本HISROSE認為品牌之競爭優勢來自於品牌所代表的地位，消費者會為彰顯其地位而付出較高的價格購買知名品牌的產品，或重複購買同一品牌的產品或服務，且當該品牌推出副品牌或其他產品及服務時，較容易獲得顧客喜好而再購買。為了探究品牌競爭優勢與品牌價值之關係，乃結合財務與行銷之綜合觀點，是直接利用價格優越性、忠誠度與擴張度三者之相乘積，再除以無風險利率而得出，可增加現在及未來的現金流量。

Interbrand品牌價值概念

Interbrand品牌鑑價架購

Brand Finance鑑價流程

Unit 13-9 自費醫療品牌權益發展——「商標」

自費醫療品牌經營要提升品牌權益，除了「品牌知名度、品牌忠誠度、品牌聯想、知覺品質」等，還可藉由強化「商標、著作、專利、智慧財產」等來提升品牌權益與品牌價值。

何謂商標

「商標」（Trademark）一般俗稱品牌或牌子。商標的目的在於區別辨識自費醫療或服務的特定來源，可使得閱聽眾（潛在患者）或患者在就醫回診或接受服務時，可由商標來知道提供自費醫療的是誰。商標註冊後具有以下四項功能：(1)指示來源或所有權；(2)保證自費醫療或服務擁有高水品質或特性；(3)同時可用於廣告宣傳；(4)可達到保護品牌，阻止仿冒的功能。

註冊商標

商標可以是文字（中文或外文）、圖形或其結合式，此外，還可以有立體商標以及聲音商標，其中建議一定要有文字，以便消費者能唸得出來。

商標不一定要註冊，但註冊過的商標能獲得更多的保護。構成商標的可以是圖形、顏色、符號、立體標記（如產品的形狀和包裝）、有聲標誌（如音樂聲或聲音），也可以是香味或具區別特徵的顏色，也可包括網域註冊商標，以及上述要素的組合，均可作為商標申請註冊。經國家核准註冊的商標為「註冊商標」，受法律保護。

在有採用「商標註冊標示」的國家，如美國，圖形「®」表示某個商標經過註冊，並受法律保護，稱作「主要註冊」。圖形「TM」常用來指某個標誌未經註冊通過而作為商標使用，僅具描述性質，可申請「輔助註冊」避免日後其他類似商標註冊混淆，但標示使用上不限商標是否註冊通過。另外，尚有「SM」的服務商標。目前兩岸三地商標法規中，中國大陸有明確規範「®」及圈內中文化的「注」，香港和臺灣則無。

醫療院所商標策略

醫療院所經營不應只著重在單一的醫療院所名稱及圖騰（LOGO），需重新檢視及定位，可擬定「自費醫療」商標策略：

1. 商標策略是因應品牌策略而生，二者策略是相輔相乘效應。
2. 發展具策略性的「醫療院所層級、科別層級、自費醫療層級、特殊醫療層級」等品牌及商標。
3. 發展國際化前，應先在欲發展的國家申請註冊商標，可避免萬一被先註冊而無法使用的困境。

醫療院所長期發展，除了要累積品牌價值外，更需要關注在自費醫療的商標策略及經營，進而可提升自費醫療品牌權益及品牌價值。

理想商標的設計條件

 識別性

 同一性

 造形性

商標（標章）種類

1 商標	**3** 團體標章
2 證明標章	**4** 團體商標

商標的形態

一般商標	立體商標
顏色商標	聲音商標
	4 / 4　36　54　31 │271－1│ 新　一點靈　**B12**

Unit 13-10 自費醫療品牌權益發展──「著作權」

可藉由強化「著作」來提升自費醫療品牌權益和品牌價值。

何謂著作權

著作權分為著作人格權與著作財產權。其中著作人格權的內涵包括了公開發表權、姓名表示權及禁止他人以扭曲、變更方式，利用著作損害著作人名譽的權利。著作財產權是無形的財產權，是基於人類知識所產生的權利，故屬知識產權之一，包括重製權、公開口述權、公開播送權、公開上映權、公開演出權、公開傳輸權、公開展示權、改作權、散布權、出租權等。

著作權客體

著作權客體包含「語文著作、音樂著作、戲劇、舞蹈著作、美術著作、攝影著作、圖形著作、視聽著作、錄音著作、建築著作、電腦程式著作」等，都可受到著作權法的保護。也有不受著作權法保護的：概念與表述的區分是指著作權不保護概念，只保護由此概念發展出來的表述。

著作權保障

著作權要保障的是思想的表達形式，而不是保護思想本身，因為在保障著作財產權此類專屬私人之財產權利的同時，尚需兼顧人類文明之累積與知識及資訊之傳播，從而演算法、數學方法、技術或機器的設計，均不屬著作權所要保障的對象。

著作權是有期限的權利，在一定期限經過後，著作財產權即歸於失效，而屬公共領域，任何人皆可自由利用。在著作權的保護期間內，即使未獲作者同意，只要符合「合理使用」的規定，亦可利用。

著作權與版權

著作權曾被稱為版權，版權最初的涵義是Copyright（版和權），也就是複製權。此乃因過去印刷術的不普及，當時社會認為附隨於著作物最重要之權利莫過於將之印刷出版之權，故有此稱呼。不過隨著時代演進及科技的進步，著作的種類逐漸增加。

自費醫療的著作權策略

自費醫療由於是高度專業，因此常會在醫療相關學會發表論文，除提升醫療學術形象外，應該要有更宏觀的著作權策略來經營，藉此提升整體的自費醫療品牌權益及品牌價值。著作權策略有：

1. **醫療院所層級**：出版發行醫療院所品牌經營的著作。
2. **科別層級**：可發行主力科別為訴求的著作。
3. **個人層級**：可為權威醫生出版發行著作。
4. **自費醫療層級**：出版發行自費醫療（如國際醫療、醫療觀光）著作。
5. **特殊醫療層級**：出版特殊醫療（重症醫療、器官移植）專業著作。

除可藉以吸引目標市場的閱聽眾，更可提升品牌形象、知名度及品牌價值。

理想商標的設計條件

◎這個標誌意謂作品是有版權的

侵犯中華民國著作權之罪則

（修正日期：民國103年01月22日）

法律名稱	條文
著作權法 （罪則）	**第九十一條** 擅自以重製之方法侵害他人之著作財產權者，處三年以下有期徒刑、拘役，或科或併科新臺幣七十五萬元以下罰金。意圖銷售或出租而擅自以重製之方法侵害他人之著作財產權者，處六月以上五年以下有期徒刑，得併科新臺幣二十萬元以上二百萬元以下罰金。以重製於光碟之方法犯前項之罪者，處六月以上五年以下有期徒刑，得併科新臺幣五十萬元以上五百萬元以下罰金。
	第九十二條 擅自以公開口述、公開播送、公開上映、公開演出、公開展示、改作、編輯或出租之方法侵害他人之著作權財產權者，處三年以下有期徒刑，得併科新臺幣十五萬元以下罰金。
	第九十三條 有下列情形之一者，處二年以下有期徒刑、拘役，或科或併科新臺幣五十萬元以下罰金：一、侵害第十五條至第十七條規定之著作人格權者。二、違反第七十條規定者。三、以第八十七條第一項第一款、第三款、第五款或第六款方法之一侵害他人之著作權者。但第九十一條之一第二項及第三項規定情形，不在此限。四、違反第八十七條第一項第七款規定者。
	第九十五條 違反第一百十二條規定者，處一年以下有期徒刑、拘役，或科或併科新臺幣二萬元以上二十五萬元以下罰金。
	第九十六條 違反第五十九條第二項或第六十四條規定者，科新臺幣五萬元以下罰金。

Unit 13-11 自費醫療品牌權益發展 ── 「專利」

醫療與專利

醫療院所是以維護人民的身心健康為主，因此，對於救治人類疾病的醫療「診斷、治療、外科手術」等創新方法，是否可以申請專利、受到專利法的保護？這都涉及專利政策、醫師倫理及民眾利益等主要價值之爭。

依中華民國專利法第24條第2款明文規定：「人類或動物之診斷、治療或外科手術方法。」屬於法定不予專利事項，而專利法上述立法理由則以「醫療方法不具產業利用性」為不予專利保護之基礎。

何謂專利

專利分為兩大類，一是「功能性專利」，二是「設計專利」。功能性專利有「發明專利」及「新型專利」兩種，用以保護發明的功能。「設計專利」用以保護產品外觀設計，「設計專利」可以針對產品的外觀形狀、花紋、色彩來進行保護。

專利申請

專利到底可以保護什麼樣的發明？精確來說專利是用來保護發明人所想到的點子。想申請專利的產品並不需要有什麼樣高深的技術，重點在於要是一個「新點子」。即便是組合現有的元件做成一新產品，都算是新點子，其實大部分核准的專利都是利用現有技術的發明。除了需要具有新點子之外，若要核准專利還需要被認定這個點子並不是「顯而易知」就可想到的，而此判斷的標準因人而異，也和怎麼撰寫專利說明書的方式有關。

「設計專利」在申請程序上比較簡單，基本上只需繳交產品的六面圖及一立體圖即可，一旦取得設計專利證書，就可以對仿冒產品設計的仿冒者採取法律行動。而申請「功能性專利」就需要準備敘述發明重點的專利說明書及圖式。

國際專利布局

醫療院所希望醫療產品也可在國外受到保護，則申請國外專利是必須的，但有許多注意事項需要考慮。由於申請國外專利的費用較高，建議申請專利前應思考是否具有發展商機。若決定要申請許多國家的專利時，也需先進行各國的專利檢索，不但可以了解相同點子是否已被他人申請，且可以規劃撰寫的角度以便增加專利的核准率。

自費醫療專利策略

需要在專利法第24條第2款明文規定「人類或動物之診斷、治療或外科手術方法。」屬於法定不予專利事項為前提下，發展自費醫療專利策略：

1. 發展輔助醫療為題的專利策略。
2. 醫療方法以外，可延伸應用的專利申請。
3. 可多申請國際（各國）專利，以利後續國際化發展。

醫療院所不得申請專利之規定

法律名稱	條文
專利法	專利法第24條（不予發明專利之款項）【發明專利權舉發】 下列各款，不予發明專利： 1. 動、植物及生產動、植物之主要生物學方法。但微生物學之生產方法，不在此限。 2. 人類或動物之診斷、治療或外科手術方法。 3. 妨害公共秩序或善良風俗者。

專利之基本三要件

01 產業利用性　可供產業上利用

02 新穎性　申請前無見於刊物、公開使用、已為公眾所知悉

03 進步性（創作性）　非屬運用申請前既有之技術或知識而為熟習該項技術者所能輕易完成

專利申請權歸屬

01 發明、新型、設計
發明人、創作人、受讓人或繼承人

03 非職務上發明、新型、設計
受僱人

02 職務上發明、新型、設計
僱用人或依契約訂定者

04 出資完成之發明、新型、設計
依契約約定（例外情形：發明人／創作人）

Unit 13-12 自費醫療品牌權益發展——「智財權」

可藉由強化「智財權」來提升品牌權益與品牌價值。

財產

可分為有形與無形的財產。所謂「無形的財產」，指人類基於思想進行創作活動而產生的精神上、智慧上的無形產物。為了保護這些人類精神智慧產物賦與創作人得到專屬享有的權利，稱之「智慧財產權」（Intellectual Property Rights, IPR）。侵害他人智慧財產權的違法行為，與侵害他人有形財產之結果是相同的，在法律責任上，除了需對權利人負民事的損害賠償責任外，亦有刑事責任之虞。

智財權

智財權，指人類精神活動之成果而能產生財產上之價值者，由法律所創設之一種權利。因此，智財權必須兼具「人類精神活動成果」，以及能「產生財產上價值」的特性。就「人類精神活動成果」而言，如果僅是體力勞累，而無精神智慧之投注，例如，僅作資料之辛苦蒐集，而無創意之分類、檢索，並不足以構成「人類精神活動成果」。又「人類精神活動成果」如不能「產生財產上價值」，亦無以法律保護的必要，必須要具有「財產上的價值」，才得加以保護之必要。

智慧財產權標的

智慧財產權，是一種無體財產權，指人類精神活動之成果而能產生財產上之價值者，由法律所創設的一種權利，智慧財產權標的有：(1)著作權及相關權利；(2)商標；(3)產地標示；(4)工業設計；(5)專利；(6)積體電路之電路布局；(7)未經公開資訊之保護；(8)契約授權時有關反競爭行為之控制。

智慧財產權目的

在於透過法律，提供創作或發明人專屬排他的權利，使得自行就其智慧成果加以利用，或授權他人利用，以獲得經濟上或名聲上之回報，鼓勵有能力創作發明人願意完成更多更好的智慧成果，供社會大眾之利用，提升人類經濟、文化及科技之發展。

自費醫療的智慧財產權策略

藉由經營自費醫療市場來提升品牌權益及品牌價值外，可善加應用及經營相關智慧財產權（商標、著作權及相關權利、專利、營業秘密），才能更精實經營及增加品牌權益與品牌價值。智慧財產權策略有：

1. **商標策略：**可發展多元的商標，以利區隔不同市場需求。
2. **著作權策略：**依利益關係人需求不同，出版發行相關著作。
3. **專利權策略：**以發展輔助醫療為訴求的專利。
4. **營業秘密策略：**藉由營業秘密管理，確保競爭優勢。

發展智慧財產權策略，也需注意預算控管。

智慧財產權類型

1 著作權及相關權利	**5** 專利
2 商標	**6** 積體電路之電路布局
3 產地標示	**7** 未經公開資訊之保護
4 工業設計	**8** 契約授權時有關反競爭行為之控制

智慧財產權之特性

01 抽象性

智慧財產權，亦稱無體財產權，保護客體並不以具有「有形體」為主。

02 人格性

不僅保護財產方面的權利，亦兼顧精神層面的保護，提供創作人或發明人在人格方面之保護。

03 專用性

權利人於法律規定範圍內，專有智慧財產的權利，並可排除他人行使該權利。

從自費醫療「研發、經營」成果看智財權表現形態

自費醫療整合行銷企劃

14

Unit 14-1 自費醫療整合行銷企劃人的特質

自費醫療整合行銷會成功，有賴行銷企劃，行銷企劃要寫的好，就要找對企劃人才；好的企劃人才，可為自費醫療行銷找到行銷議題，為自費醫療行銷創造故事、增加新聞媒體曝光率，並引起利益關係人關注。

醫療產業特性

醫療產業受限於政策、法律、規範，又具社會公益性及社會觀感的影響，自費醫療行銷若太過於商業化（太強調買一送一、療程促銷價、一次見效等）必然會觸法，又得不到好的社會觀感與共鳴，對院所只有負面影響，所以在擬定自費醫療行銷企劃時，應以不觸法且不可太商業化為前提，因此更要找到對的企劃人才，才可跳脫既有框架，擬定出更具吸引力、更具競爭優勢的自費醫療行銷企劃案。

醫療院所經營形態

醫療院所是由一群高專業人士所組成的醫療團隊，提供醫療及服務給予患者。因此，在擬定自費醫療行銷企劃案前，也需充分了解院所內的各部門及各專業人士等背景素材，才有助於後續企劃案的撰寫及找出好的訴求。

企劃人的條件及能力

在招募及任用企劃人員時，需檢核是否具有：「通識學科背景、產業經驗、自我管理、抽象思考、蒐集資料（情報）、主動發現及解決問題」等特質，這些都是企劃人需具備的基本條件及能力。

企劃人應具備的特質

1. **分析特質**：具有「邏輯思考、善於分析、判斷力、實事求是、喜歡數字」等特質。
2. **細節特質**：具有「高洞察力、敏感度、擅規劃、組織力、能建立程序」等特質。
3. **人際特質**：具有「喜歡與人互動分享、善表達、善傾聽」等特質。
4. **創意特質**：具有「愛打破成規、勇於冒險、推理力、喜歡驚奇、好奇心重」等特質。

此外，還要具有「抗壓性強」的特質，並對外界變化保持靈活與彈性。

企劃人的角色

醫療行銷企劃人員在內部或外部，都要是最佳溝通橋梁的角色。在內部更應扮演的角色有：

1. 企劃人是「策劃者、提案者、簡報者、執行者」。
2. 企劃人要「主動、積極、善思考、善表達、能落實」。
3. 企劃人必須「洞察市場環境變化及趨勢、了解跨部門資源及院所經營模式、具備管理知識及通才能力、善用各項溝通管道及工具」。
4. 企劃人是「整合者」，整合院所內外部的行銷公關資源，擬定可行企劃案，爭取跨部門支持與配合，才有利後續執行及落實。

行銷企劃人員條件及能力

通識學科背景	抽象思考
產業經驗	蒐集情報
自我管理	主動發現及解決問題

企劃人員的四大特質

| **01** | **02** | **03** | **04** |
| 分析特質 | 細節特質 | 人際特質 | 創意特質 |

企劃人角色

Unit 14-2 自費醫療整合行銷企劃流程

自費醫療整合行銷企劃人的作息

多數要配合醫療院所年度計畫下的行銷年度計畫運作，此外就是會需要因應臨時突發狀況協助擬定企劃案，可算是很規律且有週期性的工作形態。

何謂「企劃」

「企劃」又稱「策劃」，不論是一個人、一個團隊、一個組織、一家公司到一家醫療院所，為了完成策略性目標所經歷的程序，包含「創意發想、構思、分析、歸納、擬定策略及方案、編列預算、評估可行性、執行、追蹤、檢核、控管、達到預定目標」等過程。且企劃具有「嶄新的創意、有方向的創意、有實現的可能」三要素。

企劃步驟

1. **了解企劃目標**：第一步是要明確了解醫療院所設定的醫療行銷目標是什麼，這也是企劃的緣起。
2. **界定行銷問題**：應簡單化、明確化、重要化了解目標與現況之間的問題點所在，並有系統地分解問題、重組問題，以找出核心問題所在。
3. **蒐集情報資料**：需要快速蒐集內、外部情報相關資料，了解、分析發生問題的成因。
4. **進行市場調查**：除蒐集現成資料外，也需進行市場調查研究，藉由市調獲取所需的資源及數據。
5. **資料換成資訊**：將資料及市調所得的資料及數據，經由篩選、分析、研究轉換成可用的資訊。

6. **創意集思發想**：經由把資料變成資訊後，從中進行集思廣益的創意發想，找出各種創意想法。
7. **擬定與評選方案**：將眾多的創意想法，擬定成可行的企劃方案，並編列合理的預算，再經仔細評估分析眾多可行性方案的優劣，從中選擇最具執行力的方案。在評選方案時需具「方案可行性高、高層支持、跨部門可配合」三要件。
8. **撰寫與檢討**：把可執行方案的概念文字化、具體化，撰寫成企劃書」；實施與檢討主要在(1)布局實施：模擬布局及分工實施；(2)檢討與改善：就「情報研判、跨部門協調、創意之成敗、成果與預測、進度與預算」的檢討與改善。

因此，自費醫療整合行銷不光只有想法，而是需要有創意的想法，將有創意的想法轉換成可執行的方案，再將可執行方案的概念轉化成具體化、文字化，並撰寫成「企劃書」，這就是企劃人的「企劃流程」。

企劃案的種類

企劃案類型包羅萬象，不勝枚舉。單就自費醫療行銷相關的企劃案類型有自費醫療的「年度企劃案、季行銷企劃案、新項目開發企劃案、廣告企劃案、公共關係（PR）企劃案」等。

▎醫療行銷企劃步驟

▎自費醫療行銷企劃程序

Unit 14-3 自費醫療整合行銷企劃關鍵十力

「企劃力」是決定企劃案是否成功的重要關鍵所在。如何提升企劃力，成為「企劃第一把手」，就從累積「企劃關鍵十力」開始：

1. **企劃思考力**：可從「5W2H1E」思考。

   What：清楚界定「目標」是什麼？如果目標含糊籠統，企劃將會迷失方向。

   Why：「目標」界定明確後，必須清楚了解這個企劃的緣起、意義何在？預設的前提條件？內外部客觀的數據？這些數據從何而來？愈清楚「why」，會愈有競爭優勢。

   When：確定可執行方案後，可用甘特圖擬定所需時程的安排。

   Who：所需的人力及跨部門人力支援配置，以及工作分配為何？

   Where：什麼地方是企劃案的最佳執行地點？

   How：達到目標的方案有哪些？可執行性如何？

   How much：如何編列各項合理的預算？

   Evaluation：進行成效評估，也需就隱含風險進行評估。

2. **企劃觀察力**：需要具有360度的觀察力，從各種利益關係人需求觀察，也需洞悉醫療產業環境（政治、政策、經濟、社會、科技、環保、法律）的變化。

3. **企劃想像力**：要有無限可能的創意想像力，一切以患者為中心，以需要為導向的想像力。

4. **企劃周延力**：魔鬼就在細節中，企劃需要周延而詳盡的細膩度，永遠關注在細節。

5. **企劃簡單力**：企劃需要有化繁為簡且具體的能力，並從中找到重點所在，可聚焦在簡單且具體又重要的議題上。

6. **企劃故事力**：企劃是一種說故事的能力，將行銷議題轉化成一個可以打動人的故事，又可以讓這個故事有延續性，為下一個議題預留伏筆。

7. **企劃風格力**：一個沒有特色的企劃案是很容易被淡忘的，因此，企劃案需要有生命力，更需要具有獨特的風格，如此才會成就好的故事，成為有個性與魅力的企劃案。

8. **企劃口碑力**：企劃案除了要有創意、要有議題性、要有獨特風格、要有故事性，更重要的是要創造口碑，讓行銷議題成為口耳相傳的話題，成為口碑行銷。

9. **企劃團隊力**：企劃除了個人創意點子外，更需要有團體加持。需要團隊集思廣益的發想，找出好的創意，也需要跨部門團隊的配合與支持。

10. **企劃撰寫力**：企劃人要能將抽象的創意想法概念化，又要能具體可執行化，更重要的是要能文字化。如何用精準的文字撰寫成完整的企劃案，讓閱讀者一看就懂，成了企劃人最重要的能力。

在自費醫療整合行銷企劃時，若能將抽象化為具體又可執行，並使成效超乎預期，如此終成「企劃第一把手」。

企劃思考力（5W2H＋1E）

撰寫自費醫療整合行銷企劃案（書）的四大原則

資源有限：人力、財力與時間

創意無限：有嶄新、有方向的創意。企劃者與文書最佳價值之處

可行且具體之方案：創意無限，方案需可行

附加價值高

Unit 14-4 自費醫療整合行銷企劃開門日常管理六件事

企劃人員要有創意、敢突破、具彈性、高抗壓的人格特質，更要有良好的「日常管理」。唯有「日常管理」才能協助行銷企劃人員在繁瑣的工作範疇中，有系統地累積企劃能量，將工作簡化並做到最好。

自費醫療整合行銷企劃開門日常管理六件事

1. **市場調查研究**：每天都要進行市場調查研究了解產業現況、未來發展趨勢、同業動態，以及就醫回診狀況、滿意度、忠誠度。自費醫療市場是動態變化的，因此企劃人員不可離開市場一天，需時時盯著市場，進行市場情報蒐集與調查分析研究。找到正確的定位，並擬定行銷策略、方針、戰術。市場調查研究最終是要擬定在未來市場的成功關鍵因素，與相對於競爭者的行銷優勢。

2. **未來市場機會**：經營追求的不是「市場占有率」，而是未來「市場機會率」，因此，「未來市場發展」也成了日常管理中重要的一環。未來發展需就「現有自費醫療、新自費醫療」在「現有市場、新市場」中找出市場行銷機會點，研擬企劃策略。

3. **競合夥伴關係**：現在是一個既競爭又合作的「競合時代」，只要可以創造自費醫療行銷機會，都應打破疆界尋求合作。策略聯盟也能創造「患者、院所本身、合作院所」三贏的局面，好的策略聯盟應以創造最大綜效為考量。

4. **人員管理**：並非當了主管才要學人員管理。行銷企劃日常管理便是一種團隊合作，因此人員管理的好壞，將影響日常管理的品質。

   人員管理中的「管理」，談的是「管事、理人」，如何將事情有系統地管控好，將人的情緒處理好，讓每位成員可以發揮所長表現自我，是管理的精髓。

5. **媒體關係管理與媒體公關**：很多的企劃人員都是在事件發生時，才想到「媒體關係、媒體公關」的重要性。臨時抱佛腳，無法彌補品牌及形象的受損。

   媒體關係與媒體公關，要從平時就建立媒體名單資料庫做起，並了解每一家媒體的編輯採訪屬性，以利後續提供新聞點（素材）。

6. **撰寫新聞稿**：需思考用什麼方式撰寫議題才會有新聞點，有機會被媒體披露曝光。發新聞稿也需了解媒體作業及編輯方式，更要注意媒體截稿時間，最好可再以電話確認，強化此新聞稿的「亮點」，以利新聞稿當天曝光。有好的媒體關係，才會有好的媒體公關，也才有助於自費醫療行銷企劃執行。

行銷企劃開門六件事

01	市場調查研究	04	人員管理
02	未來市場機會	05	媒體關係與媒體公關
03	競合夥伴關係	06	撰寫新聞稿

新聞稿該怎麼撰寫?

達成醫療院所與媒體新聞期望的平衡點

→ 了解醫療需求與重要訊息
→ 掌握媒體新聞報導需求與興趣

令閱聽眾感興趣的議(話)題

→ 整合醫療時事潮流
→ 訴求新醫療產品、新醫療趨勢
→ 提供醫療重要資訊呈現相關醫療產業發展趨勢

新聞稿撰寫十要素

▶ 標題明確、字體大、字數不要太多	▶ 倒金字塔撰寫:最重要內容放首段(導言),依重要性遞減原則處理
▶ 善盡社會責任和公眾利益	▶ 段落分明,每一段都有重點敘述
▶ 尊重事實	▶ 第一次提到某人物時,需用全名全銜
▶ 可註明期望登出時間	▶ 留新聞聯絡人全名及聯絡電話
▶ 新聞稿以800~1500字內,在1~2頁為限	▶ 其他說明可以附件呈現,如資料分析、牽涉法規、圖、表、參考網站

Unit 14-5 自費醫療整合行銷一頁企劃書

企劃書的價值

　　自費醫療整合行銷企劃（案）書的價值不是在厚度，而是在如何讓決策主管可以快速了解怎麼樣有效解決行銷問題，並予以支持及採行批示，這才是醫療整合行銷企劃（案）書的價值所在。

　　多數自費醫療整合行銷企劃人有一個既定的習慣，就是要寫一份厚厚的企劃書，才凸顯醫療整合行銷企劃人的專業。其實不然，企劃人一定要知道是「誰」在看這份企劃書？是「誰」對企劃書負有決行權？當看企劃書及有決行權的人是高階主管時，他們要的企劃書應具有「精簡、明確、可快速抓到重點、一目了然、可批示」的特質。這樣才是有價值的企劃書。

一頁企劃書

　　一份完整的醫療整合行銷企劃書，內容記載了整個企劃的執行重點、細節、各項預算、圖、表等，因此，一份完整企劃書的頁數不下二、三十頁，多則可達上百頁。由於高階主管（決行主管）都很忙碌，必須在有限的時間內，能夠快速了解企劃書的內容，因此，將完整的企劃書濃縮成一頁A4紙，是最好的呈現方式。而這一張以A4紙呈給高階主管的提案，稱之為「一頁企劃書」。

一頁企劃書的目的

　　讓決行主管可以從「一頁企劃書」快速掌握了解「要解決什麼樣的自費醫療整合行銷問題要達到什麼樣的目標，所需的各項人力、物力、跨部門聯繫、外部資源，所需的預算，預期成效，可達到什樣的效益」等，這也就是一頁企劃書的目的。

打造一頁企劃書

　　打造「一頁企劃書」的步驟：

1. 從原本一份數十頁或數百頁的自費醫療整合行銷企劃書，先行刪除不必要的華麗詞句、贅詞、贅句、轉折語等，再來就是刪除概念相似的段落，最後再重新整理成為更精實的「企劃書」。

2. 將精實版本的企劃書中的每個標題及重點匯整起來，架構成「一頁企劃書」的精華要素。經熟練提綱挈領的思考模式後，就可直接寫出精關的「一頁企劃書」。

3. 雖然是一頁企劃書，還是要善用「結構性、圖、表、流程、視覺化」的方式呈現，亦可用箭頭符號、流程圖等，讓整個自費醫療整合行銷企劃的來龍去脈更加清楚。如此能讓閱讀的高階主管可快速掌握一頁企劃書的精髓，便於做出決策及批示。

　　可一目了然的一頁企劃書，才有助於自費醫療整合行銷企劃書的精華呈現。

▌一頁企劃書範本

企劃案：＿＿＿（名稱）＿＿＿　　　　　　　時間：＿＿＿＿＿＿

1.目的與效益（Why）

目的	效益
（一）＿＿＿＿＿	（一）＿＿＿＿＿
（二）＿＿＿＿＿	（二）＿＿＿＿＿
（三）＿＿＿＿＿	（三）＿＿＿＿＿

2.內容要點（What）

＿＿＿＿＿＿＿＿＿＿＿＿＿＿
＿＿＿＿＿＿＿＿＿＿＿＿＿＿
＿＿＿＿＿＿＿＿＿＿＿＿＿＿
＿＿＿＿＿＿＿＿＿＿＿＿＿＿
＿＿＿＿＿＿＿＿＿＿＿＿＿＿

3.對象範圍（Where）

- ＿＿＿＿＿＿＿＿＿＿＿
- ＿＿＿＿＿＿＿＿＿＿＿
- ＿＿＿＿＿＿＿＿＿＿＿
- ＿＿＿＿＿＿＿＿＿＿＿
- ＿＿＿＿＿＿＿＿＿＿＿

4.執行方案（How）

- ＿＿＿＿＿＿＿＿＿＿＿
- ＿＿＿＿＿＿＿＿＿＿＿
- ＿＿＿＿＿＿＿＿＿＿＿
- ＿＿＿＿＿＿＿＿＿＿＿
- ＿＿＿＿＿＿＿＿＿＿＿

5.執行時間（When）

＿＿年＿＿月＿＿日～＿＿日

6.執行團隊（Who）

7.所需預算（How much）

- ＿＿＿＿＿＿＿＿＿＿＿
- ＿＿＿＿＿＿＿＿＿＿＿
- ＿＿＿＿＿＿＿＿＿＿＿
- ＿＿＿＿＿＿＿＿＿＿＿
- ＿＿＿＿＿＿＿＿＿＿＿

Total：＿＿＿＿＿＿＿＿＿

8.預期成效

- ＿＿＿＿＿＿＿＿＿＿＿
- ＿＿＿＿＿＿＿＿＿＿＿
- ＿＿＿＿＿＿＿＿＿＿＿
- ＿＿＿＿＿＿＿＿＿＿＿
- ＿＿＿＿＿＿＿＿＿＿＿

Unit 14-6 百分百吸睛提案術 I

什麼樣的企劃（案）書提案才夠吸睛？具「系統性思考、邏輯性強、可執行、符合預算、使用最少資源，達到最大效益」的自費醫療行銷企劃書提案，才夠吸睛。

百分百吸睛企劃提案法

企劃人常常要撰寫企劃書，且為企劃書提案簡報，因此，如何成功提案，取得決策主管支持並裁示，讓企劃案付諸實現，是最根本的考量點。隨提案對象不同，可分為內部及外部提案。多數以內部提案居多，而內部如何擬出百分百吸睛提案，就需思考提案「前、中、後」的關鍵，分為十大步驟執行。前四個步驟是：

1. **企劃書提案前準備**：最少要在提案前三天，確認完整提案企劃書版本，就企劃書的「企劃緣起、需求、目標、資源、預算、預估成效、風險、備案」等進行摘要和熟悉企劃書架構及相關內容與數據。另外，要沙盤推演（Role Play），經由預演來提升提案簡報技術及臨場感。

2. **提案必備五件事**：在提案開始前應注意的第一件事是，務必再次確認與會聽取提案簡報的人會有誰？誰是主要的決策主管（關鍵者）？誰是影響決策的關鍵人士（決策核心）？誰是主要來發問的人（找碴）？最重要的是，在聽取提案簡報的人中，是否已有支持提案簡報者（暗樁）；第二件事，確認就什麼樣的行銷問題進行此企劃書提案；第三件事，在什麼時間開始、有多少時間進行簡報；第四件事，確認提案簡報地點（會議室）所有的設備是否都已準備好、就定位、檢查可用性；第五件事，是提案簡報時要發放給與會人士的資料文件，以及輔助道具是否已準備好。

3. **換位思考及同理心**：在提案簡報前還有一件最重要的準備，必須以與會聽取提案簡報人（換位）的思考邏輯及同理心，用情境思考模式，在腦海快速再預演一遍，再從中假想可能會出現的狀況、可能會問什麼問題，以及要怎麼回應。如此能有助於正式提案簡報時的臨場感及反應。

4. **以結論開場白**：提案開場的前五分鐘，是否可創造百分百吸睛提案是關鍵，最佳提案簡報策略在於以結論當開場白。與會聽取提案簡報者最想知道的是這個提案可不可行，若可行，那要怎麼執行、需要什麼樣的資源與預算、會有什麼樣的風險、預期成效是什麼、有沒有什麼樣的備案等。最好開場白策略就是以果導因，以聽取提案者的思維邏輯做簡報，有效吸引聽取簡報者的關注傾聽。

▎百分百吸睛企劃提案法

▎提案必備五件事

01 哪些人來聽提案簡報？

02 Key man是誰？

03 誰是異議人士？

04 誰是影響決策人士？

05 誰是暗樁人士？

Unit 14-7 百分百吸睛提案術 II

5. **提案時間掌控**：百分百吸睛提案簡報，是「倒金字塔」的整體結構，從結論開場，以果導因。不論提案時間是10分鐘、或是60分鐘或是100分鐘，都可以應用「1432」的時間分配法則來掌控時間。所謂的1，指用10%的時間來說明企劃書的「結論、成效、預算、風險、替代方案」；4指用40%的時間來陳述分析企劃書內各項「架構，市場狀況，競爭狀況，所需資源、人力、物力、數據分析等」；3指用30%的時間用來進行提案的各種可能性討論及分析說明，從中找出最大交集，爭取團隊共識及獲得高階主管支持。要先有共識才會得到支持，如此後續執行時才會順利；所謂的2，指用20%的時間來做提案簡報的結尾，重申企劃書提案可行性的成功關鍵因素、各項重點數據及各項評量指標，並再次爭取共識及支持。

6. **提案時的互動**：提案不是唱獨角戲，一定要時時與與會者有互動，包含不定時提出問題請教與會者、自問自答的言語互動等。在言語的互動過程中，也需用同理心傾聽與會者的意見。除此之外，更重要的是眼神互動，從眼神的互動可獲得得更多內心的共鳴（共識）與支持。

7. **善用提案工具**：要讓人留下好印象，可從視覺效果感受來吸引與會者注意，因此，提案簡報（PPT）內容應採「三多三少」原則。三多指的是多「圖、視覺、影音」，三少指的是少「字、字色（字的顏色不要超過三色）、頁數」。

8. **提案結束時的動作**：提案結束時，除了要禮貌性的感謝支持外，更應主動積極邀請與會者針對說明不足之處再提出討論。另外，要虛心請益學習，獲取與會者對企劃書及提案人的認同，如此才有助後續企劃書的推展。

9. **善用網路軟體進行會後追蹤**：在提案簡報後，可善用網路社群軟體（如LINE、WeChat），就提案簡報時未提出或未被解決的問題逐一進行回覆及個別溝通，會後追蹤能有效降低提案阻力。

10. **取得裁示批准**：經由上述百分百吸睛提案簡報的步驟努力後，提案成功近在咫尺。最後可了解高階主管對提案的看法，當沒什麼反對與疑問時，可善用假設同意法，假設高階主管已同意簽核批准，促使提案公文即時獲得裁決。

百分百吸睛提案簡報法，除了提案人努力外，更需自費醫療行銷團隊合作與支持，方可使提案更耀眼。

百分百吸睛企劃書提案關鍵

百分百吸睛企劃書提案要素

提案「三多三少」原則

Unit 14-8 自費醫療整合行銷企劃執行

　　當企劃案（書）提案通過裁示批行後，就是要開始依企劃案所規劃的內容予以執行。企劃案的執行要能落實，可將「自費醫療整合行銷企劃案」視為「專案」來執行，用專案管理思維與專案執行方式來予以落實。

什麼是企劃執行

　　主要是依據企劃書中，所需執行的內容及任務，經由企劃團隊（專案團隊）成員與企劃案相關人員之間的溝通、協商、合作，並透過有效的管理方法與領導來達成，予以落實完成企劃案所訂定的目標。

企劃案執行要件

　　每一個企劃案執行都會有「範疇、時間、成本、績效」（Scope、Time、Cost、Performance，合稱STCP）四大要件。要讓企劃案執行團隊成員都可以清楚了解企劃案的範疇有多大、必須在什麼時間內完成及執行時間表、擁有多少預算及所需成本、還有就是預期成效及目標是什麼。因此，在這中間也必須有所取捨與折衷（Trade-off），如此才有助執行與達成目標。

企劃案執行期管理焦點

1. **執行進度與控管**：與預訂的里程碑（衡量指標）對比，是否有按照原先核准的企劃案內容進度執行？是否有遭遇到重大困難？執行團隊是否能在預定時間與預算內達成階段性目標？

2. **企劃案資源應用**：是否已有分配適當的資源？或需要額外的資源？

3. **企劃案預算執行**：企劃案執行的開支是否控制在預算之內？是否有任何額外花費？或是追加預算可加速企劃案執行的可行性？

4. **給予肯定並獎勵**：在執行過程中，應主動關心及給予專案團隊成員工作肯定與獎勵，如此可凝聚向心力，提振士氣，有助企劃案執行成效。

5. **經驗學習分享**：在執行過程中，有好的經驗與壞的經驗都值得學習、檢討與分享，將此習慣轉化成組織文化的一部分，有助後續執行時的改善及提升執行成效。

企劃案執行時的問題與管理

　　常碰到的問題有：(1)企劃案中的各項工作無法順利銜接；(2)企劃案排定時程任意變動；(3)無法準時完成計畫；(4)超過原訂預算；(5)資源不足沒解決方案；(6)企劃案團隊和管理階層的衝突。

　　上述企劃案執行時，可能碰到問題的核心，都屬「不確定性」，因而凸顯出企劃案管理的重要性，可利用「甘特圖（Gantt Chart）、要徑法（CPM）、計畫評核術（PERT）、關鍵鏈專案管理（Critical Chain Project Management, CCPM）」等來協助改善及管理上述問題，提升企劃案執行的成效。

行銷企劃管理流程

行銷企劃執行三項工作

Unit 14-9 自費醫療整合行銷企劃控制

在自費醫療整合行銷企劃案執行後，也需要就執行過程進行「行銷企劃控制」（Marketing Planning Control），經由行銷控制可確保行銷企劃案的執行效果。

自費醫療整合行銷企劃控制（Marketing Planning Control）

所謂整合行銷企劃控制，是指就已執行的自費醫療整合行銷企劃案的成效進行檢核，核視執行後的結果是否符合預訂的目標，若未符合則採取必要的改善措施。

自費醫療整合行銷企劃控制類型

整合行銷企劃控制，可分為管理階層由上而下的「正式控制」（Formal Control），以及行銷企劃人員由下而上的「非正式控制」（Informal Control）。

正式控制

是管理高層負責、由上到下的控制方法，如行銷預算、企劃案等都在正式控制的範疇內。醫療院所執行正式控制，可確保企劃人員在符合企劃目標下，執行行銷企劃案。正式控制又可分為「投入控制（Input Control）、流程控制（Process Control）與產出控制（Output Control）」。

1. 投入控制：設定行銷企劃成效要如何衡量，不同的自費醫療適合不同的衡量指標，如剛上市的自費醫療整合行銷會以增加曝光率為重，已具知名度的自費醫療整合行銷，則以提高就診

量為主。不論是用哪一個指標，都必須在執行前訂出衡量指標，如此才能確保執行可符合企劃目標。

2. 流程控制：達到目標的方法，通常會與預算有關，不同的方法也需要不同的資源配合。

3. 產出控制：訂出明確的衡量指標數值，如就醫回診量成長百分之十、或是醫療品牌知名度增加百分之三十。

非正式控制

非正式控制是企劃人員由下而上的控制方法，在較有規模的醫療院所，自費醫療整合行銷企劃通常會由行銷團隊負責，對執行方式都會有自己的想法與做法，因此非正式控制可容許行銷企劃團隊或個人目標不盡然與組織相同。非正式控制分為三種類型，包括「自我控制（Self Control）、專業控制（Professional Control）與文化控制（Cultural Control）」。

1. 自我控制：讓企劃人員自行設立目標並執行。

2. 專業控制：企劃人員間彼此分享專業知識或資訊、彼此合作來達成企劃目標。

3. 文化控制：建立正面的文化，當員工認同文化，也會成為自我控制的一部分。

不同的行銷控制方式，反應醫療院所管理階層對員工的態度，以及對自我管理的認知。不同的行銷控制方法適合不同的院所與市場競爭環境，但無論採用哪一種方法，重點在執行的過程需要被控制。

醫療行銷控制種類與特點

正式控制	非正式控制
特性： • 由上而下 • 成文控制 • 設定部內、個人目標	**特性：** • 由下而上 • 不成文控制 • 個人目標未必符合部門目標
種類： • 投入控制 • 流程控制 • 產出控制	**種類：** • 自我控制 • 專業控制 • 文化控制

自費醫療行銷控制的方法

類型 控制力度 方法	行銷控制類型	
	正式控制	非正式控制
高度控制法	高度	高度
組織控制法	高度	低度
派系控制法	低度	高度
低度控制法	低度	低度

Unit 14-10 自費醫療整合行銷企劃評估與檢討

自費醫療整合行銷企劃案從無到有，再從執行到結案，是一個完美的行銷企劃案的循環。在自費醫療整合行銷企劃案執行完成後的結案階段，也需要進行評估與檢討，期望從中獲取經驗及找出缺失所在，並擬定改善方案，作為下一個行銷企劃案參考用。

自費醫療整合行銷企劃評估

在高度競爭與自費醫療整合行銷預算縮減下，企劃的執行更需要嚴謹的控制，且執行的成效也需要被適當地進行評估。

自費醫療整合行銷企劃評估運用

自費醫療整合行銷企劃的評估，可依企劃案從無到有的過程，分為三階段進行評估。

1. **在自費醫療整合行銷企劃規劃階段的「需求評估」**：自費醫療整合行銷企劃規劃之前，必須先對企劃需求進行評估，再針對企劃需求規劃方案。需求評估方法可用調查訪問法（就市場潛在患者以訪談方式進行需求調查）、焦點團體（就市場具代表性的潛在患者以座談會方式進行需求調查）、使用者分析（就既有患者的需求使用狀況進行分析）等方式進行，確保可找出最真實的行銷企劃需求。

2. **在自費醫療整合行銷企劃執行階段的「過程評估」**：此階段最重要的評估著重在監督與控制。在執行階段的三大評估面是企劃案「執行狀況評估、經費使用評估、執行時間評估」。

3. **在自費醫療整合行銷企劃完成階段的「成效評估」**：評估的重點在衡量目標達成效果，成效評估方式有成本效益分析（Cost Benefit Analysis）、成本效果分析（Cost Effective Analysis）。

自費醫療整合行銷企劃結束後檢討

在結案階段的管理焦點在於：檢視自費醫療整合行銷企劃案的整體成效，團隊是否達到整合行銷企劃案原先設定的目標？

在執行後的檢討會議中，自費醫療整合行銷企劃團隊要檢討所有的行銷企劃成效，以及建議要改善之處。在檢討會議中，主要檢討的議題有：(1)執行力檢討；(2)成本績效；(3)時程績效；(4)行銷企劃控制；(5)患者關係（經由自費醫療整合行銷企劃案執行後，使得院所與患者的互動關係更為緊縮）；(6)團隊關係；(7)溝通力（在自費醫療整合行銷企劃案執行後，與患者的溝通變得更順暢且有效）；(8)問題的確認與解決：團隊成員有早期確認潛在性問題的機制嗎？問題能夠用合理的方式全面性解決嗎？(9)建議：基於上述評估與討論，有何建議可作為未來的改進之道？

▎行銷企劃案績效評估模式

▎行銷企劃評估的流程

自費醫療整合行銷
團隊經營

15

Unit 15-1 建立自費醫療整合行銷企劃團隊

自費醫療整合行銷企劃絕不是一個人可以完成，需要一個團隊的集思廣益，才能企劃出具有競爭優勢的行銷策略。因此需要長期品牌發展建立自費醫療整合行銷企劃團隊。

建立團隊

應是由一位具自費醫療整合行銷企劃、管理、規劃、組織、領導、控制等經驗的主管，集結一群各有不同專長特質的員工，並統籌行銷企劃，讓每個人都可以發揮所長、互相合作，以達到自費醫療整合行銷的整體目標。

團隊發展歷程

自費醫療整合行銷企劃團隊的發展歷程可分為「草創期、激盪期、磨合期、共識期、發揮期、新任期」。

1. **草創期**：此階段是團隊建立初期，團隊成員來自四面八方，有資深、資淺的成員，團隊成員彼此之間未必有深切的了解，彼此之間的地位也尚未確立清楚。成員對於團隊的短、中、長期的策略及目標也不一定清楚了解，團隊成員間也沒有工作默契與共識、沒什麼互信關係。在此階段的團隊績效差且沒效率。

2. **激盪期**：此階段的團隊成員彼此之間開始有了初步的認識，對團隊的運作也有所了解。成員之間產生相互競爭，團隊內也會成現小團體（小圈圈），成員間的競爭雖不是很明顯，也需要團隊領導人適時的關懷，將小團體予以化解。若團隊領導人未能注意處理小團體，將會損及團隊和諧與團結。團隊成員間表面的和諧，只會隱藏事實真相，如此一來，團隊雖有目標，但成員之間對此目標不會有共識，更不會認同，且不太會遵守團隊的制度及規範，工作情緒低落，團隊成員間也容易發生衝突，各種狀況有待團隊領導人的解決。在此階段，工作成果和效率都偏低。

3. **磨合期**：團隊成員彼此之間會從激盪期的衝突與競爭，轉而磨合到視為彼此之間是同一團隊的一分子，並從中開始彼此賞識對方，進而認同團隊運作。

4. **共識期**：在領導人的帶領下，建立團隊共識及擬定並遵守工作規範和準則，成為高向心力及高凝聚力的團隊。團隊成員互動性高、溝通力強，具有團隊共識、會以團隊為榮，此時，會有顯著的工作成效。

5. **發揮期**：團隊成員認同團隊。此階段團隊成員會相互支援與支持，能全力以赴追求並達成醫療整合行銷企劃整體目標。展現著重自我管理、高績效的團隊運作。

6. **新任期**：經發揮效能、達成醫療整合行銷企劃目標後，會再依「新任務」成為團隊的「新任期」，轉移到醫療整合行銷企劃新目標。

對團隊正反面訴求

正面訴求	負面訴求
• 團結力量大 • 三個臭皮匠，勝過一個諸葛亮	• 內鬥內行，外鬥外行 • 三個和尚沒水喝

團隊與團體的比較

	團隊	團體
領導	角色分散	強勢集中領導
目的	團隊目的	較發散目的
會議	公開、主動、解決	強調效率一言堂
績效	強調團隊	個別＋團體

建立團隊核心關鍵

Unit 15-2 高績效自費醫療整合行銷企劃團隊特質 I

自費醫療整合行銷成敗與否，關鍵是來自於有沒有一個強而有力的自費醫療行銷團隊，此團隊更是自費醫療院所經營的開路先鋒，需要有敏銳的市場嗅覺，了解以患者為中心的醫療需求、同業進要競爭動態、利益關係人、政策、法規等情報及分析。因此，要如何建置強而力的自費醫療行銷團隊是第一要務。

自費醫療整合行銷企劃團隊，必須配合醫療院所的理念、文化、環境，具備以下特質，才能建立高績效自費醫療整合行銷企劃團隊。

1. **共同目標**：自費醫療整合行銷企劃團隊領導者要協同成員塑造共同使命、願景，使成員對團隊工作的重要性有深切體認，進而建立共同目標。

2. **角色分配**：善用成員的人格特性（正面、積極、主動、熱忱、敬業、超越）及專長，明確地擬定工作職務範圍及扮演的角色（職別），培養團隊運作的合作默契。

3. **有效領導**：團隊領導者要有宏觀的高度視野、格局、布局、走局、策略思維，具有高效能的領導力，帶領成員合作、成長、達標。

4. **授權賦能**：團隊領導者必須知人善用，適才適所，對於成員應予以授權賦能，讓團隊成員在工作職務範圍中，能更有效地發揮工作表現。

5. **全員參與**：讓所有成員可以各司其職，在行銷企劃案中扮演應有的角色，全員參與工作進而達到團隊整體目標。

6. **互信關係**：團隊績效要好，需彼此對團隊有共識且有互信關係，才能促進長期的合作效率。

7. **積極溝通**：對於不同意見與觀點，都應予以接受及肯定，讓當事人有發表意見的機會，並與團隊其他成員進行討論溝通，團隊領導者營造開放且順暢的積極溝通氛圍。

8. **團隊歸屬**：讓成員了解團隊的緣起、使命、願景。經由團隊共識營體驗，可增進團隊成員的團隊歸屬感。

高績效團隊特質

	說明				
①	共同目標	⑦	積極溝通	⑬	靈活彈性
②	角色分配	⑧	團隊歸屬	⑭	激勵獎賞
③	有效領導	⑨	處理異見	⑮	考核評量
④	授權賦能	⑩	對外關係	⑯	團隊再造
⑤	全員參與	⑪	解決問題		
⑥	互信關係	⑫	成員多元		

團隊解決問題的要領

A 需有熱忱　B 營造急迫感　C 設定規範　D 分享經驗　E 一起成長　F 持續增強

Unit 15-3 高績效自費醫療整合行銷企劃團隊特質 II

9. **處理異見**：在集思廣益的過程中，難免會有意思相左的情況發生，因此，團隊領導人或成員都要有智慧，先接納異見，再經由溝通討論尋求共識，找出最有利於團隊的解決方案。

10. **對外關係**：醫療行銷企劃執行需要跨部門的合作，所以團隊與其他部門之間必須保持良好關係。在推展工作過程中，團隊也會需要和醫療院所外部的合作單位來往，因此有良好的互動及溝通關係，才有助於醫療行銷企劃的執行。

11. **解決問題**：當成員在工作上遇到瓶頸時，需要讓成員知道怎樣可以找到支援。並因應問題的性質、所牽涉的層面及嚴重性，隨時協助採取適當措施進而解決問題。

12. **成員多元**：組成團隊需要具有良好企劃人的人格特質，以及來自不同專業背景領域的多元化成員，可讓團隊達到綜效。

13. **靈活彈性**：團隊的行銷企劃工作是處在動態性狀態，對於所有意見、感受、困難的工作或有趣的事物，都應持開放、靈活、彈性的態度，對於隨時的變化給予積極回應。

14. **激勵獎賞**：成員在團隊中需要被高度的關注，且具有同工同酬的薪資結構。當成員工作情緒低落時，應予以激勵；當表現傑出、提前完成工作、達到高績效時，都應給予公開的獎勵，建立成員與團隊的成就感。

15. **考核評量**：必須定期、不定期的對團隊或個別成員進行評量考核，如此才能讓團隊更精進。

16. **團隊再造**：團隊會隨著時間低迷、僵化。一個好的團隊領導者一定要適時對既有的團隊進行團隊再造。經由團隊再造，汰舊換新（人、思維、工作方法等）才能有所翻轉，為自費醫療行銷企劃團隊帶來新生命。

　　以愛心、恆心、信心來營造上述的團隊特質，才可建構高績效的醫療行銷企劃團隊。

█ 團隊解決問題要領

Unit 15-4 自費醫療整合行銷企劃部門職掌

在競爭激烈的自費醫療市場中，原本不重視醫療整合行銷且未設立醫療整合行銷企劃部門的醫療院所，也都紛紛設立了醫療整合行銷企劃部門，為的就是希望借重自費醫療整合行銷企劃部門的專業行銷企劃執行能力，可以成功打響醫療院所的能見度、品牌知名度，吸引更多的閱聽眾（潛在患者）對於醫療院所的認識及就醫。

然而，自費醫療整合行銷企劃部門即是一個團隊。團隊管理的好壞，將影響醫療整合行銷企劃及執行的成效。由於企劃人員都具有獨特的創意及專長，因此需要藉由團隊管理來凝聚向心力及共識，才能企劃出更具創意、更符合自費醫療市場需求的行銷企劃案。

自費醫療整合行銷企劃部門職掌

自費醫療整合行銷企劃部門可發揮的功能可大可小，就端視經營高層予以的部門定位及賦予的職掌。基本上醫療整合行銷企劃部門是屬於策略性幕僚單位，主要的工作在於跨部門溝通協調、建立共識、依院所年度計劃需求擬定各種醫療整合行銷企劃案，並予以執行落實，達成各階段的醫療整合行銷目標。

部門工作職掌，最主要可分別以「策略規劃、企劃執行」來處理：

策略規劃

以中、長期觀點，醫療整合行銷企劃部門著重在「策略規劃」的工作職掌，包括：「長期品牌發展、提升品牌價值、知名度形象、連鎖發展」的策略規劃。

企劃執行

隨著自費醫療市場競爭，如何協助院所在自費醫療市場占有一席之地，便成了自費醫療整合行銷企劃部門的首要任務及目標，因此，會著重在戰術性的「企劃執行」，包括：「年度醫療整合行銷、個別性行銷、新醫療整合行銷、醫療廣告、對內外的公共關係、推薦行銷」的企劃執行。

發揮創意到執行落實

醫療院所經營主要受限於「醫療政策、法令、社會公益性、社會觀感」等規範，自費醫療整合行銷企劃不同於在其他產業的行銷企劃那麼好做，因此，要基於上述規範進行醫療整合行銷企劃工作，行銷企劃人員更需要有無比的創意和想像，善用換位思考及同理心，才能發揮創意擬定出叫好又叫座的醫療整合行銷企劃案。

自費醫療整合行銷企劃部門的工作職掌，更需要負責將自費醫療整合行銷企劃案執行落實，從過程中，蒐集各界（潛在患者、患者、競爭者）情報及反應，擷取執行成果，累積執行經驗，擬定改善計畫，以利後續行銷企劃案規劃、執行之參考。

自費醫療整合行銷企劃部門職掌規範要清楚也要有彈性，以便視各種自費醫療市場環境變化調整及落實。

自費醫療行銷企劃部職掌

醫療院所品牌塑造與管理

部門使命	部門角色與任務	工作內容概要
➤ 滿足利益關係人需求，致力經營品牌 ➤ 創造品牌資產及權益 ➤ 培育專業行銷企劃人才	➤ 任務：發展與經營品牌，透過行銷策略規劃及推動，達成自費醫療目標 ➤ 角色：醫療院所品牌決策單位，管理協調與推動	➤ 蒐集市場情報 ➤ 了解市場需求趨勢發展 ➤ 自費醫療行銷企劃 ➤ 品牌發展、決策、管理 ➤ 自費醫療行銷專案管理 ➤ 醫療行銷企劃控管 ➤ 行銷企劃人員專業培訓 ➤ 市場調查與研究 ➤ 年度計畫與預算編列

Unit 15-5 自費醫療整合行銷團隊領導

自費醫療整合行銷企劃部門，在醫療院所長期品牌發展中，扮演一個非常重要的角色，有如院所化妝師的角色。

因此，自費醫療整合行銷企劃部門主管，除了要是一位好的管理者，更要是一位好的領導者，有好的領導者，才能帶領團隊企劃出好的案子，創造話題及品牌效益。

領導

領導是領導者與被領導者之間的「領導活動」統稱，除了是因權責而授予的管理者職位外，更需要因帶領團隊而扮演領導者的角色。因此，領導者需時時刻刻注意言行是否一致。善用領導者的言行帶領團隊為醫療院所創造醫療行銷價值，並讓所屬成員個人及團隊都可獲得成就感及榮耀感。

領導者自我覺察

當一位領導者需要先自我認識覺察，先了解自己才能領導別人；要了解自己的優缺點，才知如何驅動他人完成任務；要了解自己也要了解被領導者，才知領導模式是否合宜。

領導者職責

1. 善用文字或言語，清晰明確地表達出部門的理念、使命、願景、價值觀、任務、策略。與成員溝通達成共識，促使成員願意主動付出心力。
2. 可帶領團隊成員研擬出短、中、長期的自費醫療行銷策略及企劃案。
3. 以團隊為核心而非個人主義，著重部門的整體形象及團隊的表現。

4. 對於部門運作瞭若指掌，運籌帷幄，帶領團隊如期完成任務，並有高品質的團隊績效表現。
5. 掌握醫療產業時事變化，以及保持對於院所內外訊息的警覺性，可即時做出有利院所的正確判斷及決策與規劃。

高效領導者的特質

1. 言行要合一，以身作則，身體力行。
2. 對團隊運作，力求「公平、公正、公開」。
3. 領導風格要親民、親和、主動關懷。
4. 以團隊需要為導向，理性、客觀、不偏私。
5. 要對團隊成員提供開放且幽默的溝通平臺，接納任何聲音，給予正面回饋。

領導三力

要成為成功的領導者，務求學習具備領導三力，分別是：

1. **判斷力**：領導於瞬息萬變中，因此，要有明確精準的判斷力，為醫療院所利益做出最佳判斷。
2. **影響力**：領導是人的關係，因此，善用領導者的影響力，帶領成員完成任務。
3. **魅力**：領導的最高境界是魅力領導，因此，領導者要學習累積自身魅力，成為最佳的魅力領導人。

教練式領導

魅力領導人更要是位好教練，才能帶領成員更上一層樓。

領導者的覺察

自費醫療
國際化發展

16

Unit 16-1 如何擴展到國際自費醫療市場

醫療院所如何再創「MIT」價值？臺灣醫療技術在國際的評比已躍居前幾名，且臺灣的醫療產業除了醫療技術外，更具有醫療服務的優勢。如何將經營管理經驗發展至全球國際的華人市場，是值得思考的經營策略。

進入國際華人自費醫療市場

可選擇以華人人數居多的地點為發展考量，如亞洲有中國大陸、香港、澳門、新加坡、馬來西亞、菲律賓等國家地區。然而，在發展國際自費醫療市場時，必須因應各國對於醫療法的規範不同，先對相關法律規定進行了解，才有助於未來的發展。

用什麼方式進入國際自費醫療市場

除了醫療法規之外，也需要了解要用什麼方式進入當地的醫療市場？是用「獨資、合資、策略聯盟還是品牌授權」哪一種方式進入？選擇對的進入方式，才能借力使力快速進入當地的自費醫療市場。

醫療品牌是進入國際自費醫療市場關鍵

將醫療院診所既有的醫療品牌核心價值，包裝成更具有價值的模式進入國際華人自費醫療市場。以醫療品牌為核心訴求的進入關鍵在於：

1. **醫療**：以提供當地醫療市場所不足之醫療技術為主要核心。
2. **服務**：導入臺灣既有的高端醫療服務流程及品質，服務當地的高端患者。

3. **經營**：運用獨特的醫療經營管理系統及機制，進入當地的自費醫療院所經營發展。
4. **品牌**：以臺灣既有的品牌為基礎，創造品牌故事，以故事行銷在當地進行自費醫療行銷。
5. **培訓**：不論是醫生或非醫生，都可藉由既有完善的人員培訓系統及培訓計畫，提升整體醫療人員服務品質。

贏的策略思維

1. **慎選進入方式**：不同的醫療院所適合不同的進入方式，不論採何種進入方式（獨資、合資、策略聯盟、品牌授權），都應謹慎評估，找出最佳進入策略。
2. **確立市場規模與環境**：想在當地設立醫療院所，要了解當地的醫療法規，也要清楚知道市場規模及環境生態等，是否足以支撐醫療院所未來的經營及獲利空間。
3. **醫療院所品牌導入**：藉由品牌故事行銷導入當地市場，同時也需著重與當地各利益關係人的公共關係。
4. **醫療技術與醫療服務培訓**：建構一套符合當地醫護人員所需的醫療技術及服務流程的培訓計畫，並逐步落實執行。
5. **在地化經營決心**：要充分地了解當地文化與就醫習性，建置一套符合當地的經營管理模式。

▍亞洲華人自費醫療市場

▍國際化發展策略

Unit 16-2 國際化發展——醫療觀光

臺灣醫療技術與醫療服務品質，在國際上的排名已是名列前茅，又具有自費醫療收費的競爭力，再結合臺灣的好山、好水及特殊的風景，形成了臺灣「醫療觀光」的發展優勢。

國際化發展——醫療觀光

醫療院所國際化發展，成為必然的趨勢，醫療觀光更成了國際化發展的最佳選項。

醫療觀光的經營，是將既有的醫療及服務在新市場（國際市場）進行推廣的經營策略，是一種「新市場開發的策略」。

何謂「醫療觀光」？簡而言之，即是旅客一邊從事觀光一邊做醫療，目前亞洲地區頗負盛名的是泰國醫療觀光。臺灣的診所要發展醫療觀光其實是比醫院更有機會與優勢的，原因在於診所最主要的經營形態比起醫院「更有彈性、更靈活」，而且是以「非侵入性」的醫療結合觀光為主的醫療觀光模式。

醫療觀光類型

醫療觀光是以醫療及觀光的投入程度不同，而擬定出不同的醫療觀光經營模式。依「醫療投入」與「觀光投入」的程度差異，分為五種醫療觀光經營模式類型。

1. **國際醫療觀光**：此種類型以著重於「急重症」的醫療為主，此類型適合醫院。

2. **商務醫療觀光**：服務對象著重在以「商務人士」為主，醫療及觀光旅遊的投入比率約1：1的醫療觀光。

3. **自助醫療觀光**：以「自由行人士」為主要對象，著重自由彈性的醫療及觀光類型。

4. **配套醫療觀光**：由旅行團所規劃之醫療觀光行程的配套措施，重觀光輕醫療。

5. **保健醫療觀光**：以休閒觀光為主，非侵入性的醫療為輔的經營模式。

在國際化發展方面，各大醫療院所紛紛投入開拓國際醫療觀光市場，如「牙科」可發展醫療觀光的醫療服務項目有「植牙、洗牙、美白、牙套」；「中醫」可發展醫療觀光的醫療服務項目有「減肥、推拿、針灸」；「醫美」可發展醫療觀光的醫療服務項目有「美白、微整、光療」。

不論是何種科別，必須著重的是醫療觀光客在臺所停留的時間，如何在期間之內提供完善的自費醫療服務。

此外，發展醫療觀光，可以下列四大市場為主：(1)大陸人士；(2)全球華人；(3)日本人；(4)歐美人士。因此，在擬定發展醫療觀光的同時，也必須清楚了解導入醫療觀光應注意的關鍵因素。發展醫療觀光的核心在於「語言、明確的目標市場、完善醫療、滿意的醫療服務、醫療服務團隊、術後照護及關懷」。

就醫類型

就醫行為	醫療侵入程度	醫療範例
必要性　醫療行為　非必要性	極度侵入性醫療	器官移植：心臟、肝臟、腎臟等移植
	高度侵入性醫療	重症醫療：末期癌症治療、心導管手術、肝病手術治療
	中度侵入性醫療	整形醫療：臉部整形、豐胸
	低度侵入性醫療	美容醫療：洗腎、拉皮、打肉毒桿菌、雷射美白、抽脂、針灸
	非侵入性醫療	保健醫療：SPA、溫泉、按摩、中式推拿、中醫問診

臺灣醫療觀光創新經營模式

醫療投入程度　　醫療與觀光配置構面　　觀光投入程度

醫療觀光創新經營模式評量　←　外部環境構面之政府政策及規範

醫療觀光創新經營模式類型

國際醫療觀光	商務醫療觀光	自助醫療觀光	配套醫療觀光	保健醫療觀光

經營策略擬定

病患	組織資源	品質保證	財務

醫療觀光──自費醫療項目

科別	導入醫療觀光類型
牙科	植牙、洗牙、美白、牙套
中醫	減肥、推拿、針灸
醫美	美白、微整、光療

Unit 16-3 國際醫療觀光發展成功關鍵

如何建構獨特且完善的醫療觀光，有九大成功關鍵因素：

1. **以主題式選單規劃**：建構一個可供複選的主題套裝行程給潛在患者選擇，例如：美白、拉皮、除斑、抗老化、抽脂、塑身、豐胸、植髮等主題。提供可供複選的主題套裝行程給潛在患者，做到客製化服務，也才會更有賣點。

2. **明確的醫療訴求**：在醫療訴求上，一定要明確告知以何種醫療為主，觀光休閒為輔，重要的是還可以提供什麼附加價值給予患者。

3. **醫療定位及定價**：以美容醫學為例，在醫療的定位上，應以專業的「醫療服務、簡單、迅速、方便及重視隱私」為最主要的醫療定位及差異化；在醫療的定價上，可比歐、美、日等國家來得便宜一點，採行的定價策略應是中、上價位。

4. **誰會是潛在患者**：潛在患者可分為三大族群，第一類為「重視隱私、重視休閒且低調的商務人士」。第二類為「全球觀光客」，因亞洲將會成為未來觀光的主流市場，且亞洲醫療觀光的收費又比歐、美來得便宜，且具有語言優勢，除了英語系觀光客之外，全球華人更是另一大潛在市場。第三類是「大陸人士」，大陸人士的消費能力及語言的便利性更具優勢。

5. **以視訊諮詢做好行前服務**：在確認醫療觀光行程後，可應用網路視訊方式與潛在患者進行網路線上「行前諮詢」，了解需求及期望。進行雙向溝通，是做好醫患關係服務的開始。

6. **建構策略聯盟網絡**：建構策略聯盟網絡作為異業溝通平臺，提供具特色及差異化核心價值的醫療觀光。

7. **標竿學習**：可借鏡韓國、泰國、新加坡的醫療觀光經營模式。

8. **誰來主導**：就整體性而言，應由醫療院所來主導，如此較容易掌握。此外，在利益分配時，也應取得所有策略聯盟夥伴的共識，以彼此最大利益為考量，如此才能把餅做大。

9. **細節、專業與品質才是核心**：最重要關鍵是「細節、專業、品質」。患者在意的是流程中的每一個細節，而專業與品質則是涵蓋了整體過程，不論是有形的、無形的、人、事、地、物，醫療院所都應詳盡規劃及重視產出的「專業水準與服務品質」。

在社保（健保、醫保）的總額與給付限制下，加上亞洲觀光市場的興起，醫療觀光的發展時機已然成型。醫療院所可藉由醫療觀光朝向國際化發展，針對歐美人士及全球華人，開拓自費醫療觀光市場。

醫療觀光創新經營模式類型

國際醫療觀光創新經營模式

商務醫療觀光創新經營模式

自助醫療觀光創新經營模式

配套醫療觀光創新經營模式

保健醫療觀光創新經營模式

100%　　　　　　　　　　醫療投入程度

觀光投入程度　　　　　　　　　　100%

發展醫療觀光成功關鍵因素

關鍵因素項目	關鍵說明
目標市場	了解醫療服務項目，擬定出潛在目標市場
語言	因應目標市場不同，提供不同的語言服務
醫療項目	明確的醫療服務項目為訴求，有鮮明定位及訴求
醫療服務	完善全程的醫療、服務及SOP
服務團隊	從前臺、諮詢、醫師、客服人員都應有完整訓練，以提供高專業（醫療、語言）服務
術後關懷	離境後的術後關懷是醫療觀光客是否會再回診的最大因素之一

Unit 16-4 國際化發展 —— 中國大陸醫療市場經營

在進入中國大陸醫療市場前，必須先行了解整個中國中國大陸醫療產業的現況。

中國大陸醫療產業概況

中國大陸「醫改政策」相關規範，現況有以下限制：

1. 總量管制。
2. 新醫療院所的設立不易。
3. 僅少數地區開放臺資（獨資）醫院設立。
4. 未開放臺資直接設立診所。
5. 醫改推動下的兩極化醫療服務。
6. M型化的消費崛起。

醫療院所設立大不同

在現行的醫療法規下，在特定地區開放臺資可獨資設立醫院，也可採合資方式設立；但未開放獨資設立診所。此外，也必須思考「金流」及「稅務」等問題。

醫療市場在哪裡

由於中國大陸幅員廣大，醫療院所要在中國大陸發展，到底該選擇到什麼城市發展？原則上可以區分為「一線城市做品牌，二線城市做發展」的布局策略。不論是在一線或二線城市，都必須很明確的知道目標市場在哪裡，以及這個市場內的就醫形態為何？在中國大陸經營醫療院所，最主要的兩大目標市場為臺商及當地高端患者（客戶）。

經營關鍵

在中國大陸經營大不易，不是只有靠廣告、做網路行銷，就可以經營起來。臺灣醫療院所在中國大陸經營，必須要靠品牌、醫療、服務、品質及臺灣醫生，才會吸引到更多的高端患者。

經營策略

在中國大陸經營必須要有長期深耕的決心，以把當地當成長期經營的市場為出發點，著重「選地、立地、商圈規劃、人員招募培訓、市場的運營與公關」，並藉由臺灣的既有品牌、醫療、服務、品質及臺灣醫生等軟實力，才能在當地的醫療市場異軍突起。因此，在中國大陸經營有六個「要」做到：

1. **要主導**：在中國大陸經營醫療院所要確立扮演的角色，最好能夠主導醫療院所未來一切運營的決策。
2. **要品牌**：要能夠借力使力，藉由臺灣既有品牌在中國大陸發展，才會有加成效果。
3. **要過半**：不論是投資金額或股權交換，都需要取得相對多數的比例，才具有優勢。
4. **要懂法**：必須充分了解中國大陸相關的醫療法規、當地醫療法、當地主管機關規範、稅務等，才能確保未來經營的永續性。
5. **要培訓**：在中國大陸經營醫療院所需要投注許多的心力，從當地的醫生到服務人員都必須進行培訓，才能把臺灣好的醫療技術及服務精髓移植到當地。
6. **要爭氣**：在中國大陸經營醫療院所必須抱持長期經營發展的決心，且要爭氣，唯有深耕才能擁有一片天。

中國大陸經營診所的布局策略

中國大陸市場經營策略

中國大陸衛生行政及醫療行政體系

國家圖書館出版品預行編目（CIP）資料

圖解自費醫療整合行銷學 / 藍新堯著. -- 初
版. -- 臺北市：五南，2019.10
　面；　公分
ISBN 978-957-763-252-4(平裝)
1.健康服務行銷 2.醫療服務 3.行銷管理
419.2　　　　　　　　　107023808

5J87

圖解自費醫療整合行銷學

作　　者 ― 藍新堯（426.5）

發 行 人 ― 楊榮川

總 經 理 ― 楊士清

總 編 輯 ― 楊秀麗

副總編輯 ― 王俐文

責任編輯 ― 金明芬、許子萱

封面設計 ― 姚孝慈

出 版 者 ― 五南圖書出版股份有限公司

地　　址：106台北市大安區和平東路二段339號4樓

電　　話：(02)2705-5066　傳　　真：(02)2706-6100

網　　址：http://www.wunan.com.tw

電子郵件：wunan@wunan.com.tw

劃撥帳號：01068953

戶　　名：五南圖書出版股份有限公司

法律顧問　林勝安律師事務所　林勝安律師

出版日期：2019年10月初版一刷

定　　價　新臺幣480元整

經典永恆·名著常在

五十週年的獻禮——經典名著文庫

五南，五十年了，半個世紀，人生旅程的一大半，走過來了。
思索著，邁向百年的未來歷程，能為知識界、文化學術界作些什麼？
在速食文化的生態下，有什麼值得讓人雋永品味的？

歷代經典·當今名著，經過時間的洗禮，千錘百鍊，流傳至今，光芒耀人；
不僅使我們能領悟前人的智慧，同時也增深加廣我們思考的深度與視野。
我們決心投入巨資，有計畫的系統梳選，成立「經典名著文庫」，
希望收入古今中外思想性的、充滿睿智與獨見的經典、名著。
這是一項理想性的、永續性的巨大出版工程。
不在意讀者的眾寡，只考慮它的學術價值，力求完整展現先哲思想的軌跡；
為知識界開啟一片智慧之窗，營造一座百花綻放的世界文明公園，
任君遨遊、取菁吸蜜、嘉惠學子！